Dr. med. Berndt Rieger

Die Schmerzmittel-Lüge

Inhalt

Wie wir unseren Schmerz »besitzen« und
frei über ihn verfügen können 97
Schmerz hat ein schlechtes Prestige 99
Fallbeispiel Rückenschmerzen: eine
überfordernde Lebenssituation nicht
ändern können 105
Zum Schmerzverständnis wichtig:
Die psychische Funktion eines Körperteils 112

**Die 11 wichtigsten Heilmethoden –
mit Tipps für die Eigenanwendung** 116

Traditionelle chinesische Medizin (TCM) 116
  *Die traditionelle chinesische Medizin –
  Stichwort Akupunktur – ist eine eigene,
  komplexe Wissenschaft 117 · Akupressur
  119 · Bewährte Akupunkturpunkte in der
  Schmerztherapie 123*
Pflanzliche Therapie 127
  *Pflanzenheilkunde nach Hildegard von
  Bingen 128 · Zubereitungsarten pflanzlicher
  Mittel 135 · Verschiedene »Heilkräutlein«
  und ihre Wirkung 139*
Ayurveda 142
Schüßlersalz-Therapie und Homöopathie 153
  *Fallbeispiel Homöopathie: Bandscheiben-
  vorfall 154 · Eine Abspaltung der Homöopa-
  thie: die Schüßlersalz-Therapie 157 ·
  Homöopathie gibt es in den verschiedens-
  ten Formen 164 · Bei der Wahl des
  Schmerzmittels beachten: Welcher Typ bin
  ich? 167 · Fallbeispiel: Nux vomica bei
  Rückenschmerzen 169*

Chirotherapie 176
   In Eigenregie: ein chirotherapeutischer
   Griff 178
Die Dornmethode 180
   Fallbeispiele 181 · Eigenanwendung:
   Korrektur von Beinlängendifferenz 183
Chakren-Therapie 186
   In Eigenregie: Das Sakral-Chakra befreien,
   sich besser fühlen 188 · Das Nabel-Chakra
   stimulieren, Bauchschmerzen behandeln
   189 · Das Hals-Chakra 190
Heilmagnetismus und Elektrotherapie 192
   Heilmagnetismus 192 · Die heilende Kraft
   der eigenen Hände 195 · Elektrotherapie
   196 · Menschen reagieren unterschiedlich
   auf Elektrizität 197
Bauchselbstmassage 199
   Was Bauchselbstmassage alles bewirkt 199 ·
   So wird die Bauchselbstmassage durchgeführt 202
Hungern und Joggen 203
   Die »richtige« Lebensweise – schon seit
   Jahrtausenden bekannt 204 · Gesundheitsri-
   siko Übergewicht 206 · Kann Ernährung
   Sünde sein? 206 · Die Stoffwechselüberlastung 207 · Ungesunde Ernährung? – Fallbeispiele 208 · Kein Übermaß, aber essen, was
   einem schmeckt 210 · Manchmal sinnvoll:
   den Darm entlasten 211 · Die Darmsanierung 212 · Die Lebenskraft stärken, den
   Hunger zähmen 215 · Joggen ist ideal 216

Inhalt

Lieben 220
Angst um Liebesverlust: Fallbeispiel
Arthrose 222

Weitere Heilmethoden 224
Vorgehensweisen in der Eigenbehandlung –
häufige Leiden und Therapiemöglichkeiten
im Überblick 228
Kopfschmerzen 229
Rückenschmerzen 235
Hüft- und Kniegelenksschmerzen bei Arthrose .. 237
Bauchschmerzen 238
Bei Weichteilrheumatismus bzw. Fibromyalgie ... 240
Exkurs: Schmerztherapie speziell bei Kindern 243

**Schmerzpatient und Heiler –
eine Schlussbetrachtung** 247

Anhang
Weiterführende Literatur 251
Stichwortverzeichnis 253

Einleitung

Wenn Sie heute mit Schmerzen zum Arzt gehen, sind Enttäuschungen schon vorprogrammiert. Das hängt mit den Erwartungen zusammen, die Ihnen Fernsehwerbungen vermittelt haben, die noch den Enthusiasmus der Nachkriegszeit ausstrahlen. Damals gab es für Probleme in zunehmendem Maße Maschinen mit Knöpfen, auf die man nur drücken musste. Den Rest besorgte die Technologie.

Seitdem wir im Computerzeitalter leben, haben wir begriffen, dass Maschinen oft nicht funktionieren, wenn man auf Knöpfe drückt. Sie fahren entweder gar nicht hoch oder stürzen ab, und wenn man nach Experten ruft, hört man nach langem Herumprobieren und aufwendigen Reparaturarbeiten früher oder später die Bemerkung: »Eigentlich müsste es funktionieren.« Tut es aber nicht.

Ähnlich müssen Sie sich die Schmerztherapie vorstellen, die auch nach langem Herumprobieren nicht unbedingt erfolgreich ist. Dazu kommt noch das Spektrum an Nebenwirkungen und unvorhergesehenen Reaktionen. Die Beschwerden werden noch schlimmer, oder das Ganze wird durch neu auftretende Erkrankungen kompliziert.

Wenn Sie heute in einer durchschnittlichen Arztpraxis den Ratschlag der Fernsehwerbung befolgen, nach Risiken und Nebenwirkungen zu fragen, werden Sie

Schmerztherapie – auch nach langem Herumprobieren nicht unbedingt erfolgreich

Die Schmerzmittel-Lüge

nicht selten erleben, dass sich der Arzt vorsichtig um Hilfe nach jemandem umblickt, der ihn von dem Irren befreien könnte, der solche Fragen stellt. Und sagen Sie ihm gar, dass das Schmerzmittel nicht geholfen habe, wird er ungeduldig oder sogar böse und ärgert sich darüber, wie »schwierig« Sie sind.

Wenn Schmerzmittel nicht helfen, hat der Patient »Schuld«

Also gehen Sie zum Privatarzt oder Heilpraktiker. Zwar zahlen Sie dort Rechnungen ohne Anspruch auf Kostenrückerstattung durch die Kasse, trotzdem wird Ihr Schmerz selten effektiv behandelt werden. Dafür ist zum einen der Ausbildungsstand des Therapeuten verantwortlich. Auch nach zwischen acht bis zehn Jahren Ausbildungszeit hat der Mediziner immer nur nebenbei von Schmerztherapie erfahren. Was Heilpraktiker betrifft, so haben sie manchmal eine dreijährige Ausbildung hinter sich, dürfen ihre Prüfung je nach Ausbilder aber mitunter nach einigen Wochenendkursen ablegen und unterscheiden sich so anfänglich in Bezug auf ihren Wissensstand manchmal kaum vom Laien. Sie werden in verschiedenen Heilmethoden geschult, nicht aber speziell in Schmerztherapie.

In beiden Fällen ist es also dem Engagement des Einzelnen überlassen, durch stetes Bemühen und das Sammeln von Erfahrungen effektive Schmerztherapie zu erlernen. Garantien dafür, dass Sie es mit so einem Therapeuten oder so einer Therapeutin zu tun haben, gibt es nicht.

Privatärzte und Heilpraktiker sind oft nur auf eine Heilmethode spezialisiert

Das zweite Problem liegt darin, dass Privatärzte und Heilpraktiker sich sehr oft auf eine Heilmethode spezialisiert haben und bald nicht mehr über den eigenen Tellerrand schauen. Es kann natürlich auch das Gegenteil passieren und sie bieten x-beliebig viele Heilmethoden an, von denen sie keine wirklich beherrschen.

Sind Sie mit Ihrem Schmerzproblem auch an dieser

Einleitung

Klippe zerschellt, beginnen Sie, Eigeninitiative zu zeigen und sich zu informieren. Da gibt es einmal die Broschüren von Schmerzgesellschaften und anderen Institutionen, die die Meinung der Schulmedizin vertreten, die letztlich die Meinung der Pharmaindustrie wiedergibt, welche ihrer Produkte am besten abgesetzt werden können oder sollten. Kaum ein Berufsstand ist in den letzten Jahrzehnten so herabgekommen wie der des Arztes – für die Gebühren, die er für einen Hausbesuch verlangen darf, überlegt sich ein Facharbeiter nicht einmal die Anfahrt zum Arbeitsort – und innerhalb des Ärztestandes ist kein Berufsstand so sehr herabgekommen wie der des Universitätsprofessors. Er forscht meist mit Geldmitteln der Industrie, erstellt Studien, die Verkaufsstrategien der Industrie bestätigen und reist durch die Lande, um seinen Kollegen getürkte Ergebnisse, mangelhaft getestete Substanzen und unausgegorene Konzepte als Wissenschaft zu verkaufen. Er sitzt in Fachgesellschaften, um widerspenstige Kollegen, die auf Therapiefreiheit drängen, zum Konformismus zu zwingen. Wenn man diese Manipulationen auch nur einem Teil der Meinungsmacher unterstellen darf, so verhindern sie doch in der Praxis sehr häufig eine effektive Schmerztherapie.

Kaum ein Berufsstand ist in den letzten Jahrzehnten so herabgekommen wie der des Arztes

Haben Sie nun aber in die Schulmedizin kein Vertrauen mehr und lesen naturheilkundliche Zeitschriften, werden Sie mit der Zeit feststellen, dass ihre Meinungsmacher wieder handfeste kommerzielle Interessen vertreten und das offene Feld der zahlreichen Heilmethoden dazu benutzen, schlecht verhohlene Eigenwerbung für sich und die eigene Klinik zu betreiben. Was man selbst nicht macht, wird nicht erwähnt. Was man selbst nicht kann, wird madig gemacht.

Auch in der Naturheilkunde oft handfeste kommerzielle Interessen

Noch schlimmer geht es Ihnen, wenn Sie die Anprei-

Die Schmerzmittel-Lüge

sungen in Hochglanzmagazinen ernst nehmen. Da kann zwar zunächst von »neuen Heilmethoden« die Rede sein, »oft auch ohne Operation« – letztendlich begegnen Ihnen nur die neuesten Produkte der Pharmaindustrie und Vorschläge von »Spezialisten«, die Ihnen den Schmerz an der Wurzel ausreißen wollen, indem sie z. B. das entsprechende Gelenk, um das es da geht, einfach entfernen. Von individueller Behandlung, von naturheilkundlichen Methoden, von einer Heilung ist dann nicht mehr die Rede. Egal, um welchen Schmerz es sich dabei handelt: Wenn es um Schmerzursachen geht, ist der Mensch in den Augen dieser »Spezialisten« eine Fehlkonstruktion, die mit Brachialeingriffen wieder korrigiert werden kann. Am liebsten beschuldigt man dann den aufrechten Gang. Wenn der Mensch nicht vor Jahrmillionen Jahren auf diesen aufrechten Gang gekommen wäre, hätte er auch keine Knie-, Hüft-, Rücken- oder Schulterschmerzen und müsste nicht operiert werden. Sie merken schon: Entweder Sie kriechen oder Sie lassen sich, sobald Sie ausgewachsen sind, mal am besten alle Gelenke austauschen.

Ist der Mensch eine »Fehlkonstruktion?«

Entnervt wenden Sie sich nun Büchern zur Schmerztherapie zu, von denen der Markt überquillt. Zum Großteil von Medizinjournalisten geschrieben, die persönlich noch keinen Patienten gesehen haben, geben sie detailgenau und mit bestechender Klarheit eine Zusammenfassung von Broschüren und Büchern wieder über bestimmte Heilmethoden oder Heilkonzepte und übernehmen aus Unkenntnis und Mangel an eigener Erfahrung häufig windige Konzepte, unbewiesene Behauptungen und längst widerlegte Thesen.

Bücher zur Schmerztherapie sind nicht immer hilfreich

In dieses Wespennest stechen dann Bücher von Betroffenen oder Praktikern, die entweder selbst einen

Einleitung

Weg aus dem Schmerz gefunden haben oder seit Jahren damit beschäftigt sind, Schmerzen ohne ideologische Scheuklappen zu lindern. Das Problem ist natürlich oft, dass gerade Betroffene nur eine Geschichte von vielen erzählen können. Für den großen Überblick fehlt ihnen die Erfahrung. Der Praktiker aber, der sich mit Schmerztherapie beschäftigt, kann leicht in den Fehler verfallen, die wenigen Kniffe, die er sich beigebracht hat, zu überschätzen. Außerdem wird ein Buch, das er zu diesem Thema verfasst, nicht selten am gleichen Problem kranken wie das Schrifttum von Meinungsmachern der Naturheilkunde, die das Forum, das ihnen zur Verfügung gestellt wird, als Gelegenheit zur Eigenwerbung missbrauchen.

In diesem Netz von Halbwahrheiten, Verkaufstricks und Geheimnistümelei muss sich der, der an Schmerzen leidet, seinen eigenen Weg zur Gesundheit suchen. Das geht nur, wenn er nach einer kurzen Vorstellung verschiedener Heilmethoden die Möglichkeit hat, nach einer einfachen Schilderung des Verfahrens gefahrlos und nebenwirkungsfrei diese Methode für sich auszuprobieren. Ich habe mich in diesem Buch vor allem auf Heilmethoden konzentriert, mit denen ich selbst Erfahrungen als Patient und Therapeut gemacht habe. Eingeflossen sind aber auch Erfahrungen, die mir Patienten weitergegeben haben. Deshalb kann es keinen Anspruch auf Vollständigkeit erheben, denn jede Erfahrung ist limitiert. Der Schwerpunkt liegt dabei auf den wenig besprochenen naturheilkundlichen Schmerztherapien und streift die Möglichkeiten der Schulmedizin nur am Rande.

Bevor Sie nun aber simple »Schmerzheilungsrezepte« ausprobieren, ist es wichtig, den Schmerz in einem größeren Zusammenhang zu sehen. Denn sobald Sie

Der Schmerzpatient muss sich seinen eigenen Weg zur Gesundheit suchen

Schwerpunkt: naturheilkundliche Schmerztherapien

Die Schmerzmittel-Lüge

versuchen, intensiv daran zu arbeiten, werden Sie das meiste, das allgemein über den Schmerz behauptet wird, über Bord werfen müssen.

Schmerz – nicht isoliert von dem an ihm leidenden Menschen

So werden Sie zugeben müssen, dass der Schmerz nicht isoliert von dem an ihm leidenden Menschen zu betrachten ist. Das ist es, was damit gemeint ist, wenn man manchmal hört, chronische Schmerzen seien individuell. Sie sind das kreative Produkt aus dem, was Sie aus Ihrer Lebenssituation gemacht haben. Daran hat Kränkung genauso Anteil wie persönliche Schuld.

Im öffentlichen Diskurs lügen wir uns dann, wenn es um Schmerzen geht, durch die Bank und auf den verschiedensten Ebenen gegenseitig an, vor allem aber belügen wir uns selbst. Lesen Sie nur die Broschüren der Selbsthilfegruppen und Sie werden bald merken, dass darin über alles gesprochen wird, nur nicht darüber, in welchem Umfeld die Schmerzen entstanden sind. Da treffen sich 20, 30 Menschen in Fibromyalgie-Gruppen miteinander, die nichts gemeinsam haben als eine ähnliche Art von Schmerzen, und wundern sich, dass sie in dieser Gruppe keine Besserung erfahren.

Selbsthilfegruppen nicht immer sinnvoll

Warum das so ist, liegt auf der Hand: Es wird auf das gemeinsame Symptom gestarrt wie das Kaninchen auf die Schlange, ohne zu erkennen, dass dieses Symptom nichts wirklich Verbindendes ist. Das Einzige, was man in einer Fibromyalgie-Gruppe an Positivem erfahren kann, ist gegenseitiges Verständnis und verschiedene Informationen darüber, was angeblich gegen Schmerz hilft – Ihnen aber wahrscheinlich nicht helfen wird. Dabei reduziert sich vermutlich noch die Wahrscheinlichkeit, sich selbst und dem Kernkonflikt, an dem man leidet, näher zu kommen.

Meiner Erfahrung nach ist chronischer Schmerz das Ergebnis einer langen Entwicklung. Er kann durch unter-

Einleitung

drückende Maßnahmen zwischendurch geschwächt, vielleicht auch zwischenzeitlich vertrieben werden. Aber er kehrt so lange wieder, solange die »Schmerzarbeit«, die ihn aufschlüsselt und löst, nicht geleistet ist. Sogar ein bisschen Psychotherapie und einige wenige, oft eher zufällig gewählte homöopathische Mittel können dann, wenn jemand zu diesem Weg bereit ist, auch schon ausreichen. Der Weg ist immer wichtiger als die Hilfsmittel, die einen dabei begleiten.
Ein anderer falscher Mythos über den Schmerz ist der, dass Sie jemanden brauchen, um Ihre Schmerzen zu vertreiben – wenn schon keine Selbsthilfegruppe, so doch einen Heiler oder Weisen. Wahrheit bleibt, dass jeder Schmerz, der – wie das alte Sprichwort sagt – von selbst gekommen ist, auch wieder von selbst gehen kann. Das hat nichts mit Spontanheilung zu tun, denn er geht nur, wenn er auch einen Grund hat zu verschwinden. Das hat auch nichts mit Placebo zu tun, denn kein Schmerz lässt sich betrügen. Schmerzen verschwinden dann, wenn der Schmerzpatient sie gehen lässt; und sehr oft kann er das nur, wenn er den Konflikt, aus dem der Schmerz kam, gelöst hat.
Gelöst werden kann so ein krank machender Konflikt sehr oft nur durch eine Begegnung von Therapeut und Patient, die über das klassische Verhältnis weit hinausgeht. Notwendig ist so eine Beziehung, wenn der Schmerz im Konflikt mit einem anderen Menschen entstanden ist. Dann kann einem auch nur ein anderer, der Stellvertreterrolle für den Schmerzauslöser einnimmt, wirklich helfen. Das setzt voraus, dass der Therapeut auch bereit ist, diese Projektion zuzulassen und sie intelligent zur Heilung einzusetzen versucht. Dem Schmerzpatienten nützt keine Symptomtherapie, er ist als Mensch da mit dem Ballast seiner ganzen

Schmerzen verschwinden dann, wenn der Schmerzpatient sie gehen lässt

Geschichte, die oft sogar über die eigene Geburt zurückreicht in das Spannungsfeld seiner Familie. Effektive Schmerztherapie kann manchmal nur erfolgen, wenn im Laufe einer Behandlungsserie von fünf oder zehn Therapiesitzungen eine innerliche Versöhnung im Behandelten erfolgt. Mit sich selbst, mit anderen. Das kann heißen, dass man Trost braucht. Meistens aber heißt es eher, dass man sich selbst Sünden verzeihen lernt, die man begangen hat.

Wenn Schmerzen nicht von selbst gegangen sind, das, was sie ausgelöst hat, nicht verdaut werden kann, dann muss eine Umkehr im Leben passieren. Sonst ist trotz aller guten Heilmethoden, die schmerzlindernd sind, keine wirkliche Heilung möglich. Das muss der Schmerzpatient wissen. Überhaupt muss er mit sich ins Reine kommen. Er muss die Kraft entwickeln, das, was ihn kaputtmacht, kaputtzuschlagen. Er muss dort verzeihen, wo er Schlechtes erfahren hat, es muss ihm aber auch verziehen werden, wo er Schuld auf sich geladen hat.

Der Schmerzpatient muss mit sich ins Reine kommen

Stellvertretend hat der Arzt seit Anbeginn der Zeit diesen seelischen Kernkonflikt immer wieder einmal lösen können und damit Erfolg gehabt. Er hat an Patienten rituelle Handlungen vollzogen, wie wir es vom Beichtvater der römisch-katholischen Kirche kennen. Er wollte helfen und hat allein dadurch geholfen. In dieser traditionellen Rolle liegt auch heute noch das Geheimnis erfolgreicher Therapien. Ein Arzt muss helfen wollen. Wenn der Patient dieses Bedürfnis spürt, wird er auf fast alle Therapien reagieren.

Ein Arzt muss helfen wollen

Therapien können Bewusstsein wecken, Verschüttetes zu Tage bringen und auf Konflikte aufmerksam machen, die dann nicht selten durch ein einfaches Gespräch oder simples Zuhören und Erfragen gelöst wer-

Einleitung

den können. Dazu braucht es keine Spezialausbildung in menschlichem Miteinander. Der Arzt ist nämlich gerade dann, wenn menschliche Konflikte an die Oberfläche kommen, nicht als Therapeut, sondern als Mensch gefragt. Dafür gibt es keine festen Regeln außer denen des Mitgefühls, des Ehrgefühls und der Anständigkeit. Natürlich können auch andere Menschen – Freunde, Familienmitglieder – therapeutisch wirken.

Schmerz ist persönlich und verlangt einen persönlichen Weg zur Heilung. Schmerz ist ein Zeichen, die stumme Sprache des Körpers. Nur der, der diese Sprache erlernt, kann geheilt werden. Dieses Buch möchte keine fertigen Rezepte liefern, sondern möchte auch jenseits einer Arzt-Patient-Beziehung dem Einzelkämpfer die Grundvokabeln der Sprache des Schmerzes nahebringen – und Kniffe zeigen, wie man sie sich rascher aneignen kann.

Schmerz ist persönlich und verlangt einen persönlichen Weg zur Heilung

Die »Segnungen« der Schulmedizin

Durch eine Schmerztablette in Sekunden schmerzfrei?

In einer Fernsehwerbung hat eine junge, hübsche Frau schreckliche Kopfschmerzen. Da nimmt sie eine kleine, weiße Tablette, schluckt sie und kann in Sekundenschnelle wieder lächeln und den Tag bewältigen. Glaubhaft? Realistisch? Eher nein. Und die am Ende des Spots mit irrwitzigem Tempo heruntergehaspelte Empfehlung, man möge doch seinen »Arzt oder Apotheker« nach den so genannten »Risiken und Nebenwirkungen« fragen, kann ja so nicht umgesetzt werden. Fragen kann man schon, aber ob man darauf eine Antwort bekommt? Als Patient bei Ihrem »Arzt oder Apotheker« wissen Sie nur zu gut, was für einen Blick der draufkriegt, wenn Sie noch eine Frage haben. Und das umso mehr, wenn Sie seine Behandlung kritisieren wollen.

Deshalb an dieser Stelle ein paar Fakten, die ich während des Besuchs einer dreimonatigen Schmerzfortbildung (veranstaltet von einer anerkannten Schmerzgesellschaft) zur Erreichung der Zusatzbezeichnung »Spezielle Schmerztherapie« aufgeschnappt habe. Dabei werden einem nämlich alle Illusionen, die man sich noch über die Effektivität herkömmlicher Schmerzbehandlung gemacht haben sollte, unwiderruflich zerstört.

Von der geringen Wirksamkeit vieler Schmerzmittel

Wussten Sie zum Beispiel, dass ein so häufig verordnetes Schmerzmittel wie Tramadol nur bei einem Drittel der Menschheit überhaupt schmerzstillende Wirkung hat? Was es allerdings viel häufiger und bei einer weit größeren Anzahl von Individuen bewirken kann, sind Schwindel und Übelkeit, Verwirrtheit und Müdigkeit. Schließlich ist es doch ein Opioid und hat sich einige Charakteristika dieses Schlafgiftes aus der Mohnblume erhalten. Sein größter Vorteil: Es kann nicht süchtig machen. Leider ist es aber auch nicht besonders schmerzstillend. Als Ursache hat man herausgefunden, dass Opiate im Nervensystem verschiedene Rezeptoren aktivieren, von denen die µ- und κ-Rezeptoren Schmerzen vermitteln. Der µ-Rezeptor löscht Schmerzen vollständig aus, zugleich ruft er Euphorie hervor, erzeugt u. a. Suchtverhalten, Schläfrigkeit, weite Pupillen und Stuhlträgheit. Wer Opium raucht, hat keine Schmerzen, ist aber benommen bis zum Wachkoma, *fühllos* und träge und bleich. Die Stimulierung des κ-Rezeptors durch ein Opioid wie Tramadol macht weder euphorisch noch süchtig und ist deshalb unbedenklich rezeptierbar. Allerdings ist die schmerzstillende Wirkung bescheiden.

Tramadol – häufig verordnet, doch in der schmerzstillenden Wirkung bescheiden

Das beste nicht süchtig machende Schmerzmittel ist wohl Diclofenac, das herausragendste aus der Gruppe der so genannten **N**icht-**S**teroidalen **A**nti-**R**heumatika (NSAR). Diclofenac soll allerdings nur bei vier von fünf Menschen tatsächlich schmerzstillend wirken. Ein Fünftel der Menschheit kann aber auch durch dieses stärkste aller Mittel in der am weitesten verbreiteten Analgetikagruppe, nämlich jener, die im Fernsehen dauernd beworben wird, keine Linderung erwarten. Übrigens ist der Schmerz nur bei wenigen ganz weg. Meistens schluckt man die Pillen mehrmals täglich und wartet dann einen Tag oder zwei, nämlich die Zeit, die es oft braucht, um einen Schmerz von selbst vergehen zu lassen.

Acetylsalicylsäure statt der guten, alten Weidenrinde

Die Tatsache, dass man für diese Gruppe der NSAR keinen griffigen Begriff gefunden hat, sondern ihre Eigenschaft nur darin sieht, kein Cortison zu sein und in der Rheumatherapie Anwendung zu finden, zeigt, was Sie sich zum Beispiel im Fall einer Migräne davon erwarten können – nämlich wenig. An der umständlichen Bezeichnung NSAR können Sie aber auch erkennen, welche Vernebelungsaktionen die Pharmaindustrie betreibt und wie ungern sie sich in die Karten schauen lässt. Wenn man einfach von Salicylaten sprechen würde, wäre irgendwo die Luft raus. Die Salicylsäure, die aus der Weidenrinde gewonnen wird, ist nämlich weder eine Errungenschaft der Schulmedizin noch eine Entwicklung unserer Kultur, sondern ein seit Jahrtausenden verwendetes Schmerzmittel aus allen Kulturen. Sogar die frühesten Schriftzeichen der Menschheit aus dem Gebiet des heutigen Irak zeigen schon, dass die Verwendung der Salicylsäure zur Schmerztherapie eines der ältesten Naturheilmethoden der Menschheit ist.

Lieber erzählen wir da von der Synthese der Acetylsalicylsäure durch die Firma Bayer gegen Ende des 19. Jahrhunderts. Aspirin ist ein weltweiter Begriff und fast das Synonym für Schmerztherapie geworden. Dass

Salicylsäure ist keine Errungenschaft der Schulmedizin

es im Gegensatz zu Salicylsäure in vielen Fällen Magenprobleme hervorruft, die recht häufig zu tödlichen Blutungen führen, wird dabei mit Tabu belegt. In Deutschland sterben nach einer offiziellen Statistik etwa 2000 Menschen jährlich an den so genannten Nebenwirkungen von Salicylaten und ihren Derivaten. Chirotherapeutische Maßnahmen dagegen, die in vielen Fällen Schmerzen geradezu wunderbar beheben, werden einerseits nicht ernst genommen, andererseits verteufelt man sie, da sie im Einzelfall zu fraglichen Todesfällen oder Schlaganfällen geführt haben, die womöglich auch ohne chirotherapeutische Manipulation geschehen wären. Das Wort Chirotherapie heißt altgriechisch »mit den Händen behandeln« und geht über das »Handauflegen« oder Massage hinaus, indem man versucht, Fehlstellungen von Gliedmaßen durch Druck, Drehung oder Zug zu korrigieren. In Deutschland war ein Vorreiter dieser in der Volksmedizin von Laien ausgeübten Methode zu Anfang des 20. Jahrhunderts der Arzt Karl Sell. Er kniete mit vollem Körpergewicht auf seinen Patienten, ließ sich mit Krach auf sie fallen und freute sich, wenn er es in den Gelenken knacken hörte, denn er dachte, es gelte dabei wirklich »einzurenken«. Heute spricht man weit eleganter von »segmentalen Störungen«, achtet auf sanfte Grifftechnik und gibt Impulse nicht mehr mit der Absicht, Knochen zu bewegen, sondern Verkrampfungen und Verquellungen zu lösen. Bislang sind nach einer laufenden Statistik bis zu 50 Todesfälle weltweit nach Chirotherapie gezählt worden. Salicylate erzeugen jährlich weltweit zehntausende Tote durch Blutungen im Magen-Darm-Trakt, also im Regelfall massenhaft Todesfälle, die sich fast mit den Todesziffern vergleichen lassen, die uns jahrjährlich der Straßenverkehr beschert. Genauso unvermeidlich wie

Zahlreiche Tote durch Nebenwirkungen der Salicylate

der Straßenverkehr, der schließlich ein wesentlicher Bestandteil unserer westlichen Kultur ist, scheint uns diese Schmerztherapie mit Salicylaten. Denn schließlich ist sie rasch und effektiv und das Leben steckt nun mal voller Risiko, nicht wahr?

Lassen wir die Ironie beiseite und führen wir uns diesen Irrsinn noch einmal genau vor Augen: Weltweit fünf oder 50 Todesfälle auf der einen Seite – zehntausende Todesfälle weltweit auf der anderen durch Salicylate. In dem einen Fall werden durch chiropraktische Maßnahmen Schmerzen bei jedermann gelindert, und das augenblicklich und ohne Nebenwirkungen. In dem anderen Fall gehen die Schmerzen bei vielen zurück, allerdings im Tausch gegen neue Beschwerden. Im einen Fall wird nur ein Körperteil therapiert, im anderen Fall muss der ganze Körper den Saft aus der Pille aufnehmen und verkraften, nur damit ein kleiner, schmerzender Teil davon profitiert. Was würden Sie tun, wenn Sie eines Tages mit einem steifen Nacken aufwachen?

Die Bevorzugung von Schmerztabletten gegenüber chiropraktischen Maßnahmen – ein Irrsinn

Gefährliche Kombinationspräparate

Besonders perfide ist ja die in Deutschland beliebteste Schmerztablette, ein Kombinationspräparat aus Aspirin, Paracetamol und Coffein. Die ersten beiden NSAR – Aspirin und Paracetamol – gemeinsam zu verabreichen wäre ja an sich eine gute Überlegung, doppelt hält besser, vor allem aufgrund verschiedener Ansprechraten der Menschen. Allerdings hat sich gezeigt, dass gerade solche Kombinationen im Laufe der Jahre zu Nierenversagen führen. Neben Langzeitdiabetikern sind ein Gutteil der Menschen, die heute an der Dialyse hängen,

Nierenversagen durch Kombinationspräparate

Schmerzpatienten, die dieses Mittel gegen Kopfweh einnahmen, ohne zu ahnen, dass sie dabei einmal ihre Fähigkeit, Urin auszuscheiden, einbüßen würden. Dieses Schmerzmittel – und seine Hersteller – sind für die unendliche Qual vieler Dialysepatienten verantwortlich und für die Belastung der Allgemeinheit, die für die Behandlung von hunderttausenden von Dialysepatienten aufzukommen hat. Übrigens war dieses Mittel eines der meistverordneten im Gesundheitsbudget bis zu dem Tag, an dem die Patente abliefen und kleine Firmen Schmerzmedikamente eigenständig herstellen durften. Dabei beschränkten sie sich aus Kostengründen, aber auch aus medizinischer Einsicht auf Einzelpräparate und vermieden so die gefährliche Kombinationswirkung.

Gefährlich ist das Kombinationspräparat Aspirin, Paracetamol und Coffein auch wegen des Coffeins. Die Wirkung gegen Schmerzen ist in der Regel vernachlässigbar, wie jeder Kaffeetrinker weiß. Allerdings ist Coffein ein Suchtmittel und könnte den einen oder anderen dazu verführen, mehr Tabletten zu sich zu nehmen, als er überhaupt wegen der Schmerzen brauchen würde. Zusätzlich führt das Absetzen von Coffein sehr häufig zu Kopfschmerzen aufgrund des Entzugs.

Eigentlich eine ziemlich absurde Medikamentenkombination. Obwohl diese Einschätzung auf der Hand liegt, ist darüber zu sprechen wahrscheinlich schon ein Tabubruch. Die weitere Herstellung zu verbieten offenbar unmöglich. Es weiter herzustellen zeugt von Unwissenheit oder Gewissenlosigkeit.

Wirkungslos oder gefährlich, das sind Begriffe, die wir lieber nicht mit der Schulmedizin in Verbindung bringen, obwohl es genug Menschen gibt, die dazu aus eigener bitterer Erfahrung Lust haben werden. Manche spüren keine Wirkung von Schmerzmitteln. Andere

Schulmedizin – wirkungslos oder gefährlich?

spüren nur Nebenwirkungen. Schulmedizin erkennt man übrigens daran, dass sie die Kraft hat, alles noch schlechter zu machen, als es jemals war, und völlig neue Krankheiten zu kreieren, die man auch nicht heilen kann. Schulmedizin zu betreiben hat deshalb mit Heilungsanstrengungen wenig zu tun. Wer mit schulmedizinischen Methoden geheilt wird, hat wirklich Glück. Als Arzt kann man Krankheiten schulmedizinisch oft nur im Schach halten.

Schulmedizin zu betreiben hat mit Heilungsanstrengungen wenig zu tun

Natrium-Kanal-Blocker, Tranquilizer, Antidepressiva & Co.

In die Gruppe fragwürdiger Schmerzmittel fallen auch die so genannten Natrium-Kanal-Blocker. Sie machen in den Zellwänden Kanäle dicht, die nicht nur zur Schmerzvermittlung dienen, sondern auch andere, wichtige Funktionen wie die des Wasseraustausches haben. Wenn Sie so eine Tablette schlucken (z. B. Tolperison, Handelsname Mydocalm®), werden diese Funktionen im gesamten Bereich des Körpers gehemmt. Das hat zur Folge, dass man dieses als Muskelrelaxans angebotene Medikament nicht Menschen verschreiben darf, die an Myasthenia gravis, einer Erregungsschwäche der Muskulatur leiden. Aber auch Gesunde entwickeln dabei gern Muskelschwäche, Blutdruckabfälle und Schwindelgefühle, da sie die blockierten Natriumkanäle nicht nur in den Muskeln, sondern im ganzen Körper spüren.

Noch fragwürdiger finde ich die häufige Empfehlung, Tranquilizer wie Diazepam (Valium®) in der Schmerztherapie einzusetzen. Eigentlich handelt es sich um ein Einschlafmittel und Beruhigungsmittel, dessen Hauptwirkung darin besteht, Ängste zu nehmen, indem es

Fragwürdige Schmerzmittel – die so genannten Natrium-Kanal-Blocker

benommen macht. Nebenbei entspannt es auch die Muskeln, was schmerzlindernd sein kann. Fahrtüchtig ist man mit so einer Therapie natürlich nicht mehr und mit einer wirklichen Schmerztherapie hat das Ganze eher weniger zu tun.

Auch die Antidepressiva und Neuroleptika, die eigentlich ganz andere Therapieschwerpunkte haben, werden gerne in der Schmerztherapie eingesetzt. Da Schmerz im Gehirn wahrgenommen wird, ist es kein Wunder, dass Mittel, die starke Wirkungen in bestimmten Hirnbereichen haben, auch bis zu einem gewissen Grad Schmerzen lindern können. Irgendwo kommen mir derartige Therapieansätze aber so vor, als wollte man ein Auto mit kaputtem Motor reparieren, indem man am rechten Kotflügel ein Fahrrad anschweißt. Wer darauf treten gelernt hat, kommt mit dem Auto voran, das aber um einen hohen Preis.

Auch Antidepressiva und Neuroleptika werden gerne in der Schmerztherapie eingesetzt

Dann versucht man es mit Entzündungshemmern wie Kineret®, Enbrel®, Remicade® und Humira®, ursprünglich bei entzündlichem Rheuma eingesetzt, das aber nur ein Bruchteil der Schmerzpatienten hat. Wenig erprobte Schmerzmittel, mit unbekanntem Risikopotenzial, dafür schweineteuer – und wahrscheinlich in den meisten Fällen bei Schmerzpatienten eingesetzt, für die sie nie entwickelt wurden – das ist die Realität einer »Wissenschaft«, die sich »auf dem neuesten Stand« befindet.

Wenig erprobte Schmerzmittel, mit unbekanntem Risikopotenzial, dafür schweineteuer – das ist oft die Realität

Die heutige Schulmedizin hat mit Schule übrigens immer weniger zu tun. Man war es ja schon lange Zeit gewohnt, dass man auf der Uni das eine lernte und in der Praxis das andere. Es war ein friedliches Nebeneinander von Schulmedizin und Realität. Die alten Professoren – so empfanden das viele, die aus Arztfamilien stammten oder schon praktische Erfahrung in Kliniken gesammelt hatten – hatten schließlich keine Ahnung, das aber auf so hohem Niveau, dass man sie trotzdem respektierte. In letzter Zeit aber ist die so genannte Schulmedizin immer stärker zur Pharmamedizin geworden, die immer wieder gerade entwickelte, nur flüchtig erprobte Medikamente auf den Markt bringt. Es gibt dafür keine Schulung und auch keine Schule im Sinne eines Gedankengebäudes, das diese Medikamente noch irgendwie in ein größeres Heilkonzept einordnet. Mit dem Begriff Schulmedizin will man wohl andeuten, dass man das Chaos noch für beherrschbar hält. Ein guter Begriff ist in diesem Zusammenhang auch noch »Eklektizismus«, ein Wort, mit dem man eine Handlungsweise beschreibt, bei der man sich immer das Beste aus allem heraussucht, ungeachtet innerer Logik. Denn wer heilen will, kann sich eben nicht wahllos Details darüber heraussuchen, was schon einmal geholfen hat, sondern sollte ein Heilkonzept erarbeiten, mit dem eine Begleitung des Kranken bis zur Gesundung möglich wird. Das hat in der Schulmedizin keine Tradition. Wer einen Schmerz hat, bekommt eine Tablette oder Spritze. Was in der Folge noch mit dem Patienten passiert, wird nicht weiterverfolgt.

Wer einen Schmerz hat, bekommt eine Tablette oder Spritze. Was danach noch mit dem Patienten passiert, wird nicht weiterverfolgt

Schulmedizin = Pharmamedizin?

Die Schulmedizin ist eine Partikularwissenschaft, wenn überhaupt noch das. Offen gestanden ist es ein schlichtes Herumprobieren. Im Labor sowieso, aber auch in der Praxis. Irgendein chemischer Mechanismus irgendwo im Stoffwechsel wird offenbar von der neuen Substanz beeinflusst und deshalb stellen wir sie einfach einmal her. Erste Anzeichen sprechen dafür, dass sie in diese oder jene Richtung wirkt, allerdings könnte es

Schulmedizin = Pharmamedizin

auch ganz anders sein. Schauen wir mal, was langfristig dabei rauskommt. Das ist die heutige Schulmedizin. Eine Form von Chaostherapie.

Sie wird auch nicht wirklich gelehrt. Die einzigen, die sie lehren, sind die Vertreter der Pharmaindustrie. Diese hat die Schulungspflicht übernommen und bildet dafür Schulungspersonal aus. Auf den Unis nennt man das dann Professoren, die dafür Spielgeld erhalten, dass sie sich in Pharmavertreter verwandeln und auf Kongressen und Fortbildungen Produkte jüngeren Kollegen reindrücken. In den Praxen erscheinen dann ärztliche Kollegen ohne jede Berufserfahrung oder gleich Biochemiker oder Biologen, die überhaupt noch keinen Patienten gesehen haben, die dem jungen Arzt knappe Messages rüberbringen, die sich verkürzen lassen auf das Diktum: Das Mittel ist *besser*, wenn auch *teurer*. Aber *teuer* ist *besser*, deshalb soll man es den herkömmlichen Produkten des letzten Jahres oder der letzten Saison vorziehen. Wenn der Arzt dann Einwände macht, werden die sofort in den nächsten Tagen und Wochen dadurch vom Tisch gewischt, dass auch seine Patienten durch die Pharmaschule gehen, die auch die Medien im Griff hat. Was die Allgemeinheit will, muss *besser* sein. Es kann da schon einmal passieren, dass ein ob der Verweigerungshaltung erregter Patient auf den Tisch schlägt, hinter dem sich Ärzte zu verstecken pflegen, und lautstark diese *neue, bessere, teurere* Medizin von ihm verlangt.

Der Arzt kann sich dieser Pharmaschule eigentlich nur verweigern, also zum Schulmedizinversager werden. Wenn dann demnächst der Staat mithilfe einer Qualitätsbehörde in den Praxen mit der Therapiefreiheit aufräumt, wird dem Arzt dann, wenn er sich der Schule der Pharmaindustrie verweigern sollte, die Lizenz entzogen. Das ist die heutige Schulmedizin, eine harte

Die Schulmedizin wird von Vertretern der Pharmaindustrie gelehrt

Die Schmerzmittel-Lüge

Schule. Wer durch diese Schule gegangen ist, wird sich unweigerlich nach anderen Heilmethoden umsehen.

Dort begegnen ihm dann die hässlichen Begriffe »wirkungslos« und »gefährlich«. Das sind Eigenschaftswörter, mit denen in »seriösen« Medien alle alternativen Methoden belegt werden. Das ist für den Arzt, der heilen will, eine ziemliche Hemmschwelle. Er will ja weder schaden noch als Scharlatan bezeichnet werden. Wenn ein Patient also nach alternativen Methoden fragt, ist für den Arzt die Hemmschwelle groß, ihm gar dazu zu raten. Viel leichter ist es da, sich nicht einzumischen und den Dingen ihren Lauf zu lassen. Also rät auch er dem Patienten, sich nicht auf dieses gefährliche Spiel einzulassen, die Pharmaschulmedizin zu irritieren. »Da können Sie sich gleich ein nasses Handtuch auf den Kopf legen«, sagt er also zu dem Patienten, der irgendwo was gelesen hat, und meint das ironisch. Allerdings wissen manche an Kopfweh Leidende, dass kühle Umschläge durchaus von Vorteil sein können. Vielleicht werden sie ihrem Arzt, der sie damals schnöde abzufertigen schien, eines Tages noch einmal dankbar dafür sein, dass er ihnen den Weg in die Kneipp'sche Gesundheitslehre gewiesen hat.

Auch das Auftragen von Pfefferminzöl auf schmerzende Stellen am Kopf gehörte lange Zeit zu den so genannten »wirkungslosen« Methoden. Schon von den alten Römern angewandt, wurde es bis in unsere Tage hinein verlacht. Wir verdanken es der Schmerzklinik Kiel, dass sie vor einigen Jahren eine seriöse Studie durchführte, die allen Anfeindungen standgehalten hat. Das Ergebnis der Studie: Das Auftragen von Pfefferminzöl an schmerzende Stellen an Kopf und Nacken hat die gleich starke Wirkung wie Aspirin oder Paracetamol. Und das, ohne die Nieren oder den Magen zu schädigen. Eigentlich gibt es gegen die Therapie mit

---

Wenn ein Patient nach alternativen Methoden fragt, ist für den Arzt die Hemmschwelle groß, ihm gar dazu zu raten

Was von der Schulmedizin lächerlich gemacht wird, kann trotzdem wirkungsvoll sein

Schulmedizin = Pharmamedizin

Pfefferminzöl nur zu sagen, dass sie umständlicher ist, als eine Pille zu schlucken. Wahrscheinlich ist diese Tatsache dafür verantwortlich, dass nicht Millionen Deutsche tagtäglich mit Pfefferminzöl zu hantieren begonnen haben. Wir ertragen anscheinend lieber eine große Anzahl von Todesfällen durch »wirksame« Medikamente, als uns durch gleich wirksame »wirkungslose« Medikamente inkommodieren zu lassen.

Damit soll die Pharmaindustrie nicht in Bausch und Bogen verdammt werden, dieses Bollwerk unserer Wirtschaftskraft und der große Erneuerer der Medizin ... Und übrigens wird sich der kluge Arzt auch ihrer Heilmittel bedienen. Wenn die Zeit drängt, aber nicht nur dann; wenn der Patient es verlangt, und dann eher aus Achtung vor seinen Wünschen denn aus Bequemlichkeit. Der kluge Arzt wird auch nicht warten, bis er mit der Alternativmedizin am Ende seiner Weisheit ist, um dann geschlagen zur Weisheit der Pharmaindustrie zurückzukehren, sondern er wird sie von Anfang an in seine Heilkalkulation einbeziehen. Und doch kann man nach einer jahrtausendealten Tradition des Arztberufs vom Arzt innerliche Freiheit und Innovationskraft, Vielseitigkeit und Vorsicht verlangen, wenn es um das Leben von Menschen geht.

Die Pharmaindustrie soll nicht in Bausch und Bogen verdammt werden

Wie alt ist die Schulmedizin?

Am Beispiel der Nicht-Steroidalen Anti-Rheumatika (NSAR):
Auf den Tontafeln der **Assyrer/Babylonier** (2000 v. Chr.): Drogen aus Weidenblättern
Im alten **Ägypten** (Neues Reich 1551–1070 v. Chr.): Zubereitungen aus Teilen der Weide
Hippokrates (460–377 v. Chr.): Aufguss aus der

Die Schmerzmittel-Lüge

> Weidenrinde gegen Arthritis, Schmerzen und Fieber
> **Hildegard von Bingen** (1098–1179 n. Chr.): Extrakte aus Weide und Pappel bei Schmerzen und Fieber
> **Felix Hoffmann** (1897, Fa. Bayer) synthetisiert Aspirin (Acetylsalicylsäure). Beginn der Pharmamedizin im Schmerzmittelbereich

»Krankheiten aus dem Körper herausschneiden« – die Chirurgie

Ein weiteres großes Gebiet der Schulmedizin ist die aus der Tradition der Bader übernommene Neigung, Krankheiten aus dem Körper herauszuschneiden. Unter der Bezeichnung Chirurgie gilt sie vielen als Krone der Medizin, und wer wie ich einige Jahre an chirurgischen Abteilungen tätig sein durfte, wird sich immer einen gewissen Basisrespekt vor dieser Methode bewahren. Manchmal ist nichts besser, als jemandem den Bauch aufzuschneiden, abgestorbene oder vereiterte Organe oder Tumoren zu entfernen, gebrochene Knochen zu verplatten oder Schlagadern von Gerinnseln frei zu machen. Wer das nicht zugeben kann, versteht nichts von der Sache.

Andererseits kann die Chirurgie ihre Herkunft aus dem Steinschneider- und Frisörwesen nicht abstreiten. Sie versucht erst gar nicht, ihre schmale Erkenntnisbasis zu verleugnen und verzichtet in der Regel auf die Durchführung von Studien, die schulmedizinischen Kriterien standhalten. Sie weiß nur wenig von der Ursache der Krankheiten und fast nichts von den Selbstheilungskräften des Körpers. Wenn sich etwas nach Meinung

Manchmal ist nichts besser, als jemandem den Bauch aufzuschneiden

»Krankheiten aus dem Körper herausschneiden«

eines Wortführers bewährt hat, wird es so lange gemacht, bis ein anderer Wortführer mit anderen Methoden sichtlich mehr Erfolg hat. Es ist ein Praktikerwesen, das mehr mit Handwerkertum als mit Wissenschaft gemeinsam hat.

Alles, was Chirurgen zum Thema Schmerz verkünden, ist mit Vorsicht zu genießen. Mit ihren Skalpellen neigen sie dazu, Körperteile unwiderruflich zu entfernen mit dem Versprechen, damit Lösungen herbeizuführen. Oft führt das Ganze zu Verstümmelungen und Narben, die weitere Schmerzen nach sich ziehen.

> *Alles, was Chirurgen zum Thema Schmerz verkünden, ist mit Vorsicht zu genießen*

Als ich Anfang der Achtzigerjahre bei den ersten Bandscheibenoperationen assistierte, galten diese Eingriffe als genialer Durchbruch in der Schmerztherapie. Als ich Mitte der Neunzigerjahre in einer orthopädischen Rehaklinik tätig war, verbrachte ich meine Tage damit, Menschen über die Folgen von Bandscheibenoperationen hinwegzutrösten. Statistisch gesehen hieß es zu dem Zeitpunkt, eine Bandscheibenoperation würde ein Drittel der Patienten heilen, einem Drittel nicht helfen und ein Drittel schädigen. Durch die Vernarbungsprozesse wurden in diesen letzteren Fällen oft neue Operationen notwendig, die zu weiteren Narben, Instabilität und völliger Immobilität führten. Diese Patienten waren menschliche Wracks voller Schmerzen, Wut und Enttäuschung. In zahlreichen Fällen hatten sie anfänglich unter relativ geringen Schmerzen gelitten und sich im Rahmen der Operations-Hausse freudig in die Hände von Heilversprechern begeben. Im Unterschied zu manchen Blendern und Scharlatanen der Naturheilkunde waren sie aber bei den Bandscheibenchirurgen auf Therapeuten gestoßen, die die Möglichkeiten hatten, ihr Leben unwiderruflich zu zerstören. Andererseits wird keiner bezweifeln, dass drastische

> *Bandscheibenoperationen können die Schmerzen verschlimmern*

Die Schmerzmittel-Lüge

Zustände mitunter auch drastische Maßnahmen erfordern. Wem im Rahmen eines Motorradunfalls der Arm aus dem Leib gerissen wurde, der wird sich dankbar in Chirurgenhände begeben, die ihn nicht nur notdürftig zusammenflicken, sondern mitunter auch gezielt Nervendurchtrennungen durchführen. Ein Tumorpatient mit Befall des Rückenmarks erlebt in manchen Fällen die Kappung aller Verbindungen zum Gehirn als Erlösung.

Kritischer sehe ich da schon Methoden wie die Hinterstrangstimulation, einem Verfahren, bei dem eine Elektrode in den Wirbelkanal eingebracht und an den Hinterstrang des Rückenmarks gelegt wird. Beherzte Neurochirurgen scheuen sich auch nicht, Elektroden bis ins Gehirn vorzuschieben, um dort an das Schmerzzentrum, den Thalamus, zu gelangen. Der erste Schritt in diese Richtung wird meist von Anästhesisten unternommen, die Patienten mit Kanülen zwischen den Dornfortsätzen von Wirbeln bis an die Rückenmarkshaut bohren, um einen so genannten Periduaklatheter anzulegen. Frauen, die unter unerträglichen Schmerzen gebären, wissen oft aus eigener Erfahrung, wie wohltuend diese Maßnahme sein kann. Das Problem in der täglichen Schmerztherapie ist nur, dass man es hier keineswegs mit kurzfristig zu überbrückenden extremen Schmerzzuständen zu tun hat, sondern mit Zeichen einer Krankheit, die woanders steckt und durch derartige Symptomtherapie nicht gelöst wird. Außerdem führt es zu einer Abhängigkeit von dergleichen invasiven Maßnahmen, mit zahlreichen stationären Aufenthalten, Verletzungen von Gewebe im Rücken, Infektionsgefahr und nachlassender Mittelwirkung. Es ist, als wollte man Hunger dadurch bekämpfen, dass man sich jedes Mal in Kunstschlaf versetzen lässt, um das Hungergefühl zu vertreiben, anstatt etwas zu essen. Effektiv – aber auch sinnvoll?

Oft nur Symptomtherapie

»Wirkungslos und gefährlich« – die naturheilkundliche Schmerztherapie im Lichte der Schulmedizin

Ost und West – unterschiedliche Traditionen, an Schmerzen und Befindlichkeitsstörungen heranzugehen

Als amerikanische Soldaten während des Zweiten Weltkriegs in Fernost die Leichen ihrer japanischen Gegner bargen, fiel ihnen auf, dass einige von ihnen beiderseits unter den Knien auf der Außenseite kreisrunde Brandspuren aufwiesen. Man konnte sich diese Male nicht erklären, aber sie schienen von Zigarettenspitzen zu stammen. Konnte es sein, dass sich die Japaner diese Wunden selbst beigebracht hatten? Und wenn es so war, warum sollten sie das tun?
Es dauerte eine Weile, bis man eine Erklärung gefunden hatte. Die Brandspuren deckten sich mit einem großen Akupunkturpunkt, der auf dem Magenmeridian liegt und den Beinamen »Göttlicher Gleichmut« trägt. Die größten Feinde des Soldaten sind Schlafbedürfnis und Unaufmerksamkeit, und die Stimulation dieses Punktes hilft nicht gegen Angst und Nervenzerrüttung, sondern vor allem gegen Schwächezustände. Am besten hilft es, wenn man diesen Punkt nicht nadelt, sondern mit Wärme aufheizt, zum Beispiel als Moxabustion mit einem Beifußgewächs. Aber Zigaretten sind auch okay.

Japanische Soldaten stimulierten einen Akupunkturpunkt gegen Schwächezustände

Die Schmerzmittel-Lüge

Moxabustion

> Moxabustion war im Altertum bei den Griechen ein beliebtes Verfahren, das sich in der europäischen Volksmedizin bis zum heutigen Tag erhalten hat. Noch älter scheint die Verwendung von Feuer gegen Krankheiten in der traditionellen chinesischen Medizin zu sein, wie jahrtausendealte Funde beweisen. In beiden Kulturkreisen werden dabei Beifußgewächse nahe der Haut oder auf der Haut abgebrannt. In China bezweckt man damit die Einleitung von Feuer in den Körper zur Stimulierung der Lebensenergie oder um einen Yang-Überschuss abzubauen. In Europa sollte durch das Feuer die Haut oberflächlich durchlässig gemacht werden, damit Giftstoffe durchtreten und ausgeschieden werden konnten. In China sucht man mit der Moxabustion Akupunkturpunkte auf, die auf »Energiebahnen«, den Meridianen, liegen. In Europa suchte man sich Haut über schmerzenden Stellen aus.

Verschiedene Traditionen in Ost und West

Den Japanern war klar, dass man gegen Müdigkeit und Schwäche etwas tun konnte, auch wenn die Überstimulierung nur durch Brandwunden erreichbar war. Ihr westlicher Gegner war es dagegen gewohnt, sich Furchtlosigkeit anzutrinken. Wenn möglich, so »stärkte« er sich durch einen kräftigen Schluck aus der Schnapsflasche und tauschte dabei die »Hauptwirkung« des Angstabbaus gegen die gefährlichen »Nebenwirkungen« zunehmende Schläfrigkeit und Gleichgültigkeit ein.

Wir sehen hier zwei verschiedene Traditionen am Werk, die des Ostens und die des Westens, und ihre unterschiedliche Art mit Befindlichkeitsstörungen umzugehen. Der Mensch aus dem Westen sucht eine möglichst

Ost und West – unterschiedliche Traditionen

schnelle und schmerzlose Therapie, am besten eine, bei der ein geheimnisvolles, von fremden Kräften geschaffenes Heilmittel geschluckt werden muss. Er ist bereit, für diesen Zauber und die Versprechungen auch etwas zu zahlen, Hauptsache aber, es ist eine sofortige Wirkung zu spüren, und Hauptsache, er ist an dem ganzen Vorgang gedanklich nicht beteiligt. Er will über seine Krankheit weder nachdenken, noch möchte er dafür die Verantwortung übernehmen. Für ihn liegt die Heilkunst in den Händen weiser Druiden, die ihn mit den Früchten undurchschaubarer Erkenntnisse beehren.

»Manchmal hilft es auch etwas, Herr Doktor«, sagen Patienten gerne. »Es hat fast ein bisschen geholfen«, erzählt der Patient in der Praxis, halb vorwurfsvoll, halb hoffnungsvoll. »Es ist fast etwas besser geworden.« Nun mach endlich weiter, damit es mit mir vorangeht. Der Patient hält seinen Körper selbst für einen Experimentierkasten. Wer wie der Arzt sozusagen den Führerschein hat, darin herumfuhrwerken zu können, darf ran. Die Beteiligung des Patienten in diesem Spiel reduziert sich dann bald auf die Hoffnung: Hoffentlich macht er nichts kaputt.

Der Patient hält seinen Körper selbst für einen Experimentierkasten

In jungen Jahren studierte ich zwei Jahre lang Englisch und Französisch am L.A. City College, einem ziemlich heruntergekommenen Etablissement in einem von Drogendealern und Verbrecherbanden heimgesuchten Stadtteil von Los Angeles. Eines Tages merkte ich, wie sich ein Banknachbar aus den Philippinen den Muskelwulst zwischen Daumen und Zeigefingern massierte. Als ich ihn fragte, was er da machte, meinte er, er hätte Kopfschmerzen.

Heute weiß ich, dass der zugehörige Akupunkturpunkt »Rachen des Tigers« heißt und der Hauptpunkt gegen Schmerzen im Bereich der oberen Körperhälfte ist. Des-

Die Schmerzmittel-Lüge

halb hilft er auch am besten gegen Kopfschmerzen, vor allem im vorderen Schädelbereich, ob nun durch Migräne oder Nasennebenhöhlenentzündungen hervorgerufen. Mein Banknachbar jobbte tagsüber wie ich in einem Büro und hatte mit der Medizin nichts am Hut. Seine Mutter aber hatte ihm schon als Kind gezeigt, was er gegen Kopfschmerzen tun müsse, und wenn es mal wieder so weit war, massierte er eben den »Rachen des Tigers«, weil er als Ursache eine Blockierung im Bereich des zugehörigen Meridians erkannte, und wenn er diese Blockierung aufheben konnte, war Heilung möglich.

Wie sieht es mit dem Umgang mit Schmerzen in unseren Breiten aus?

Wie sieht es mit dem Umgang mit Schmerzen in unseren Breiten aus? Entweder es wird darüber überhaupt nicht gesprochen oder wenn, dann in einem klagenden Ton, als handle es sich um Schicksal, um Unvermeidliches. »Heute zieht es bei mir wieder«, das ist bei uns gleichbedeutend mit: Heute regnet es. Der Schmerz ist völlig von uns abgekoppelt. Wir unterliegen der Willkür höherer Mächte und erst wenn wir im Fernsehen hören, dass es gegen diese Willkür einen Zaubertrank in Form einer Tablette gibt, schöpfen wir Hoffnung.

Unsere Kultur muss mit dem denkwürdigen Phänomen leben, dass wir zwar sehr genau herausgefunden haben, wie man Schmerz zufügen kann, dass aber die Beschäftigung mit der Vertreibung von Schmerzen noch in den Kinderschuhen steckt. Die mittelalterlichen Folterkammern waren das Ergebnis einer ausgeklügelten Wissenschaft, die sich in totalitären Systemen der westlichen Welt so weit fortentwickelt hat, dass die Expertise von Folterexperten westlicher Geheimdienste auch heute noch in Ländern der arabischen Welt gefragt ist.

Descartes hat uns mit dem Spruch »Ich denke, also bin ich« Identität geschenkt. Zugleich aber war er der Meinung, Tiere wären unfähig, Schmerz zu fühlen. Als

Ost und West – unterschiedliche Traditionen

man ihn eines Tages auf die Schmerzenslaute einer Katze aufmerksam machte, die er in eine seiner Experimentiermaschinen eingeklemmt hatte, meinte er, sie gebe nur das »Kreischen einer schlecht geölten Maschine« von sich.

Der Spruch erinnert mich irgendwie an die unwirsche Reaktion heutiger Ärzte, die dann, wenn man mit der Wirkung der von ihnen verordneten Analgetika nicht zufrieden ist, Sprüche wie »Damit müssen Sie eben leben« oder »Diese Schmerzen sind völlig normal. Schließlich sind Sie alt« absondern. Denn wenn Schmerzen nicht mehr als Zeichen einer Krankheit gedeutet werden können, wenn sie nicht mehr als Problem gesehen werden, das der Arzt lösen kann, verlieren sie ihre ursprüngliche Bedeutung, werden umdefiniert zu weißem Rauschen, das der Arzt ignorieren kann. Tatsächlich ist Schmerz aber keine mangelnde Schmiere in schlecht geölten Scharnieren, sondern Sprache, die gehört und verstanden werden muss, um größeren Schaden abzuwenden. Mit Alterserscheinungen oder Abnutzungen hat das nichts zu tun.

Schmerz – Sprache, die gehört und verstanden werden muss

Übrigens passt das auch zum derzeitigen Stand der Schmerzforschung. Man ist ziemlich genervt von Millionen Patienten, denen nicht geholfen werden kann, und bietet nun unter Aufwendung aller rhetorischen und argumentativen Hilfsmittel folgendes Konzept an: Es gebe einen akuten Schmerz, das ist der, den wir beseitigen können. Und dann einen chronischen Schmerz, den kann man nur zum Verschwinden bringen, wenn man das Gehirn amputiert.

Das Konzept ist Folgendes: Ein Schmerz, der schon lange angehalten hat, verändert das Gehirn. Gebiete, die bislang ganz andere Funktionen wahrgenommen haben, interpretieren nun Informationen in Schmerz um, bis schließlich alles Schmerz wird, was da oben ankommt, selbst der zärtlichste Kuss des Liebhabers auf die Fußsohle. Dieser Vorgang sei aus eigenen Kräften unumkehrbar. Das Gehirn könne zwar Informationen in Schmerz umwandeln, dies aber nicht mehr rückgängig machen. Deshalb bleibe uns nichts anderes übrig, als tagtäglich eine große Anzahl irgendwelcher Nervenkanalblocker nebst anderen chemischen Substanzen zu schlucken in der Hoffnung, das Geschehen zumindest in Schach zu halten.

Diese Aussage mag zwar derzeit wissenschaftlich untermauert wirken, wird aber wahrscheinlich den Test der Zeit nicht bestehen, denn sie widerspricht der Logik und der täglichen Lebenserfahrung. Aber Wissenschaft in unseren Zeiten ist ja eigentlich nur mehr ein Wort für die Deutungsmacht der Großindustrie. Es geht nicht mehr um Erkenntnisse, sondern es geht darum, wer seine Meinung am freien Markt durchsetzen kann.

> *Es geht nicht um Erkenntnisse, sondern darum, wer seine Meinung am freien Markt durchsetzen kann*

Über die angebliche Wirkungslosigkeit von Akupunktur

Es vergeht kein Jahr, in dem nicht eine Studie erscheint, die wieder einmal die völlige Wirkungslosigkeit der Akupunktur bewiesen haben soll. Man darf darauf sogar stolz sein, denn man steht damit in einer langen Tradition. Denn ungeachtet dessen, dass schon Hippokrates vor dem Beginn unserer Zeitrechnung auf die Ohrakupunktur hinweist und dass Morgenlandfahrer im 17. und 18. Jahrhundert schon erste Erfahrungen mit der Akupunktur gemacht hatten, brach sie sich erst durch das Fernsehen Anfang der Siebzigerjahre vorübergehend Bahn. Dabei zeigte man Menschen mit in ihrer Haut stecken-

Über die angebliche Wirkungslosigkeit von Akupunktur

den Nadeln, die sich ohne weitere Narkose bei vollem Bewusstsein operieren ließen. Damals reiste ein Chirurg meiner Heimatstadt in den Orient, um diese Methode bei den Chinesen zu erlernen. Als er zurückgekehrt war, konnte er dieses Wissen bei uns im städtischen Krankenhaus unter Beweis stellen. Er operierte unter Akupunktur Gallenblasen mit großem Bauchschnitt und machte sich damit einen Namen. Als ich ihn Jahre später darauf ansprach, warum er damit aufgehört habe, meinte er, es sei doch etwas zu zeitaufwändig. Außerdem hatte man damit den Schmerz nicht vollständig ausschalten, nur dämpfen können.

Eines Morgens spürte ich beim Aufstehen einen plötzlichen Ruck und eine Lockerheit im Rücken. Es schnappte und dann war da ein scharfer Schmerz. Ich konnte nicht mehr aufrecht gehen. Zeitlich war ich unter Druck. Ich musste in einer halben Stunde im Krankenhaus den Dienst beginnen, ein Job, der sich über die Nacht bis zum nächsten Nachmittag hinziehen würde und tagsüber kaum Ruhepausen erlaubte. Man hatte Visiten zu machen und musste endoskopische Untersuchungen durchführen, bei denen man gekrümmt über dem Körper des Patienten stand.

Das alles wurde durch den Schmerz unmöglich. Ich hätte anrufen können, aber ich wurde wegen Personalmangels gebraucht. Ich konnte den wenigen verbliebenen Kollegen nicht zumuten, einfach krankzumachen. Also stach mir meine Frau, ebenfalls eine Ärztin, mit einer Nadel ins Ohr. Sekunden später hatte sich der Schmerz im Rücken so sehr abgeschwächt, dass ich wieder aufrecht gehen konnte. Ich fuhr zur Arbeit und bewältigte den Tag. Freilich nicht ohne Schmerzen, aber immerhin. So viel zur völligen Wirkungslosigkeit der Akupunktur. Und zur Glaubwürdigkeit von Studien.

Akupunktur wirkungslos?!

Die Schmerzmittel-Lüge

Überhaupt gibt es wohl wenige Studienobjekte, die so geheimnisumwoben sind wie der Schmerz. Er ist unsichtbar und unmessbar, das ist das Hauptproblem. In Schmerzkliniken ist es ja üblich, dass die Patienten dem Arzt Schiebekärtchen oder Messscheiben entgegenhalten, auf denen sie ihren Schmerz zwischen 0 und 10 einstellen sollen. Das Ziel der Behandlung ist es dann, die Messzeiger Richtung 0 tendieren zu lassen. Diese Logik begreifen freilich auch die Patienten, die gegen Ende der Behandlung dann die Zeiger dementsprechend einstellen, um nicht negativ aufzufallen.

Wenn eine Schmerzbehandlung geholfen hat, ist das im Falle einer neuen, von der Pharmaindustrie entwickelten Pille das objektive Ergebnis effektiver Medikamente. Bei allen anderen Methoden heißt es, der Patient lügt. Er betrügt nicht nur den Arzt, nein, sogar sich selbst. Denn die entsprechende Methode kann ja nachweislich nicht helfen. Hat sie es doch getan, verarscht der Patient einen nur.

> *Nur der Erfolg von Schmerztabletten wird geglaubt*

Über die »Gefährlichkeit« der Chirotherapie

Hat eine naturheilkundliche Methode geholfen, wie zum Beispiel die Chirotherapie, kann sie aber auch als sehr gefährlich angesehen werden. Von Chirotherapeuten wird sie deshalb auch gerne verschämt vom Griechischen ins Lateinische übersetzt und dann eben »Manuelle Medizin« genannt, um das Stigma etwas abzumildern. Meiner Ansicht nach ist das gar nicht nötig. Die Chirotherapie ist seit Jahrtausenden etabliert und überhaupt eine der ältesten Behandlungsmethoden. Wenn

> *Der Erfolg naturheilkundlicher Methoden wird mit Skepsis und Argwohn betrachtet*

Über die »Gefährlichkeit« der Chirotherapie

sie der Staat jemals verbieten sollte, wird sie von »Knochenbrechern« oder »Knocheneinrichtern« trotzdem in irgendwelchen Hinterzimmern weiter praktiziert werden, und das aus einem einzigen Grund: Sie hilft.

Stellen wir uns folgenden Fall vor: Ein junger Mann hat die Nacht mit seiner Freundin am See wild gecampt. Am nächsten Morgen hat er einen steifen, schmerzenden Nacken. Die frühen Morgenstunden waren kalt und feucht und die Isomatte hart. Er hat sich also »verlegen« und der Nacken hat »einen Zug bekommen«, ist also steif und schmerzhaft geworden.

Chirotherapie bei steifem, schmerzendem Nacken

Der erste Weg führt ihn zum Chirotherapeuten, der den Kopf unter Zug und einem kleinen Impuls verdreht, wobei ein Knacken zu hören ist. Danach ist der Kopf wieder frei beweglich und der Schmerz im Abklingen. Darüber hinaus gibt es noch weitere positive Effekte zu beobachten: Zuerst fühlte sich der Patient insgesamt mies, war schlecht ausgeruht und misslaunig. Die Welt schien sich ihm innerlich zu verschließen. Er litt nicht nur unter einer Steifigkeit im oberen Bereich der Wirbelsäule, sondern unter einer Krankheit, die den gesamten Organismus, inklusive Geist und Seele, erfasst hatte. Nun, nach dem Knacken, merkt er, dass er sich frei fühlt. Seine schlechte Laune lässt nach und er blickt dem Tag optimistischer entgegen.

Das Problem saß, technisch gesprochen, in einem kleinen Abschnitt der Wirbelsäule und konnte durch einen Ruck, der das Gewebe kurz in Dehnung brachte, gelöst werden. Zugleich aber erfasste diese »Verspannung« alle Teile seiner Wahrnehmung und hatte eine akute psychische Störung zu Folge. Na klar, werden die einen sagen, schließlich hatte er Schmerzen. Und doch war es nicht die Reaktion auf das Nachlassen des Schmerzes, das seine Empfindung besserte: Der Schmerz war Teil

Die Schmerzmittel-Lüge

der Blockierung, die er erlebte, und kaum war die Blockierung gelöst, war auch die Seele wieder frei.

Nun gibt es aber durchaus Professoren, die im Fernsehen an Plastikskeletten herumfingern, um die Gefährlichkeit chirotherapeutischer Manipulationen anzudeuten. Wenn es um die Gefährlichkeit naturheilkundlicher Methoden geht, kommt unweigerlich die Chirotherapie aufs Tapet. Es vergeht kein Jahr, in dem nicht irgendwo eine Studie erscheint, in dem Schlaganfälle bei jungen Menschen mit chirotherapeutischen Behandlungen in Verbindung gebracht werden. Es handelt sich dabei um eine Hand voll von Fällen, bei denen eines von vier Blutgefäßen, die den Kopf versorgen, bei der Behandlung zerrissen worden sein soll.

Wie gefährlich ist die Chirotherapie?

Man spricht von Gefäßzerreißungen durch Therapeutenhände, ohne daran zu denken, dass selbst die riesigen mechanischen Kräfte, die bei Auffahrunfällen Brustkörbe zerquetschen und Halswirbel frakturieren, im Obduktionsbefund keinen Hinweis auf zerrissene Wirbelarterien bieten. Tatsächlich sind Gefäße, sofern sie nicht durch einen innerlichen Defekt, eine angeborene Schwäche oder durch arteriosklerotische Veränderungen einreißen, verblüffend stabil.

Ein Arzt, der schon länger im Beruf ist, weiß, dass bei jungen Menschen Einrisse der Gefäßinnenschicht im Halsbereich nicht ganz selten sind. Das passiert offenbar spontan bei Verdrehungen des Nackens aufgrund einer Form von Bindegewebsschwäche. Auf die entstandene Gefäßwunde können sich innerlich Blutgerinnsel aufpfropfen und es ist natürlich denkbar, dass jemand, der in diesem Zustand zum Chirotherapeuten kommt, unter dem genannten Impuls eine Ablösung des Gerinnsels erfährt. Dieses wird ins Gehirn geschleudert und verstopft dort ein kleineres Gefäß,

Über die »Gefährlichkeit« der Chirotherapie

wodurch die Blutversorgung im entsprechenden Teil des Gehirns unzureichend wird. Die Folge ist ein Schlaganfall.

Wer routinemäßig mit Ultraschalldoppler und -duplex die Halsschlagadern untersucht, wird wissen, dass ein Ausschluss von Gerinnseln im Bereich der hinteren Gefäße, die zum Teil in den Löchern der Seitenfortsätze verlaufen, nicht möglich ist. Ein Einriss dieser Gefäße macht Nackenschmerzen oder Hinterkopfschmerzen, und ein Chirotherapeut, der das Pech hat, daran zu ruckeln, wird in wenigen Fällen tatsächlich Schlaganfälle auslösen. Lohnt es sich deshalb, vor jedem chirotherapeutischen Eingriff eine Ultraschalluntersuchung der Halsgefäße vorzunehmen? Prinzipiell ja. Die Frage zeigt aber auch die Grenzen des Möglichen auf: Eine Million Untersuchungen, die Abermillionen Euro an Kosten verursachen würden und trotzdem ist nicht auszuschließen, dass der seltene Fall übersehen wird.

Vor jedem chirotherapeutischen Eingriff eine Ultraschalluntersuchung der Halsgefäße?

Die meisten Chirotherapeuten werden den Fall in ihrer jahrzehntelangen Karriere nie erleben, da er so extrem selten ist. Es wird sich immer und überall um kuriose vereinzelte Begebenheiten und Erscheinungen handeln – wie die Geburt eines zweiköpfigen Kalbs oder Besuche von Menschen auf dem Mond. Da es aber im Prinzip möglich ist, sagen uns Wissenschaftler und Fachgesellschaften, sollte man auf die Chirotherapie zumindest im Nackenbereich völlig verzichten.

Wenn das so ist, dann muss man sich allerdings nach der Alternative fragen, die uns diese Experten anbieten. Gültigkeit hat nach wie vor das schon recht in die Jahre gekommene Stufenschema der Weltgesundheitsorganisation. Dabei wird als erste und quasi harmloseste Stufe das Schlucken von Pillen empfohlen, die man in

Die Schmerzmittel-Lüge

zunehmendem Maße auch in unseren Breiten im Fernsehen als Kopfwehtabletten angepriesen sieht.

Zu Recht fragt sich ein unter Schmerzen leidender Mensch, warum er sich beim Chirotherapeuten einen Schlaganfall holen soll, wenn er doch mit einer kleinen, harmlosen Tablette aus dem Supermarkt das Problem viel eleganter lösen kann. Er hält diese Typen, die zum Knocheneinrichter laufen, für völlig bescheuert. »Hoi, es hat geknackt!«, rufen diese triumphierend, anstatt dass sie sich vor Angst in die Hose machen, weil auch ihr letztes Stündlein schlagen könnte.

Chirotherapie bei heftigen Kreuzschmerzen

Mein Weg in die Chirotherapie begann an einem Tag, als ich Notfalldienst hatte und einer Putzfrau mit heftigen Kreuzschmerzen nach dem Bücken nicht helfen konnte. Ich hatte ihr (verpönt, aber vielfache Praxis) Diclofenac und Dexamethason, ein Cortisonpräparat, in den Gesäßmuskel gespritzt und Lokalanästhetika im Bereich der betroffenen Lendenwirbelgelenke injiziert. Das Letztere war schon eine recht mutige Maßnahme, die ich einmal in einer orthopädischen Klinik gelernt hatte, wo dergleichen eigentlich unter röntgenologischer Bildwandlerkontrolle, bei der man den Weg und die Lage der Nadel zeitgleich am Röntgenschirm verfolgen kann, vorgenommen wurde. Die Frau konnte trotzdem vor Schmerzen nicht selbst von der Liege aufstehen. Also umarmte ich sie von vorn und hob sie in die Höhe. In dem Moment vernahm man ein Knackgeräusch im Bereich der Lendenwirbelsäule und die Patientin atmete erschreckt durch. Dann malte sich ein seliges Lächeln auf ihre Lippen, sie stand auf, ging im Zimmer umher und war vollkommen zufrieden. Zwar schmerzte die Stelle noch etwas, aber sie konnte wieder gehen. Für diese Behandlung überschüttete sie mich mit Dankesbezeugungen.

Über die »Gefährlichkeit« der Chirotherapie

An dieser Stelle muss eingeräumt werden, dass bei Bandscheibenvorfällen die Bandscheiben durch unsachgemäße Manipulationen verschoben werden und diese in Einzelfällen Lähmungen hervorrufen können. Es gibt Wirbelkörperentzündungen oder Tumoren, die man nicht Verdrehungen oder heftigen Impulsen aussetzen sollte. Genaues Untersuchen, Beobachten und Befragen und eine gekonnte Sanftheit bei der Anwendung einzelner Griffe verringert diese Risiken, ohne sie ganz aufheben zu können. Der Spruch: »Wer nicht wagt, der nicht gewinnt« ist in dem Zusammenhang der falsche. »Nur wer nichts macht, macht keinen Fehler« trifft die Sache genauer. Aber Nichtstun ist – Gott sei Dank – für den Patienten nicht immer die bessere Lösung. Im Englischen beschreibt der Ausspruch: »If you can't stand the heat, get out of the kitchen« die Situation des Therapeuten noch genauer. Er soll keine Fehler machen, d. h. er muss sich der Angst davor stellen. Das Feuer der Heilkunst wärmt, aber es kann bei Unachtsamkeit auch Unschuldige verbrennen. Das heißt aber nicht, dass Feuer immer gefährlich sein muss. Es ist das wie mit dem Autofahren: Wer defensiv fährt, hat bessere Karten. Und wer plädiert dafür, den PKW-Verkehr einzustellen, obwohl er zu den großen vermeidbaren Gefahren für Leib und Leben unserer Zeit zählt?

Risiken lassen sich verringern, aber nicht ganz aufheben

Die Geschichten von »Wunderheilungen« durch Lösung von Blockierungen sind Legion. Ich denke an einen 70-jährigen Italiener, der aus seiner Heimat nach Deutschland kam, um seine Herzschmerzen abklären zu lassen. Ich schickte ihn eine Woche lang auf Untersuchungsreise zu mehreren benachbarten Spezialisten, schon um deutsche Gründlichkeit zu zeigen. Zuletzt saß er mit seinem Schmerz und zahlreichen Normalbefunden vor meinem Schreibtisch. Ich fragte ihn, ob

»Wunderheilungen« durch Lösung von Blockierungen

er schon einmal etwas von der Chirotherapie gehört habe. Mein Italienisch reichte gerade noch aus, um ihm verständlich zu machen, worum es dabei geht.

Ich stand damals noch im Anfangsstadium meiner Kunst und favorisierte einen Handgriff, den ich heute nur noch selten anwende, vielleicht auch, weil ihn ein Lehrer einmal spöttisch nach mir mit »Bamberger Bauernfänger« betitelte. Der kleinwüchsige italienische Großvater wurde dabei hoch in die Luft gehoben. Man hörte, wie mehrere Wirbel kurz hintereinander klack-klack-klack machten. Als ich den Patienten wieder abstellte, war er erleichtert aus mehreren Gründen: zu 5 Prozent, weil er die merkwürdige deutsche Behandlung hinter sich hatte, zu 95 Prozent, weil der seit vielen Wochen bestehende Druck, den er insgeheim mit Lungenkrebs (er war starker Raucher) in Verbindung gebracht hatte, in Augenblicksschnelle verschwunden war.

Schmerzen in Augenblicksschnelle verschwunden

Ähnliche Geschichten könnte ich von Kopfschmerzen mit Schwindel, Bauch- und Nierenkoliken berichten, womit nicht gesagt sein soll, dass es sich um eine Therapie für den Großteil aller Schmerzsyndrome handelt. Tatsächlich wird davon prozentual nur eine Minderheit dauerhaft profitieren. Und doch sammelt sich über die Jahre eine große Zahl einfacher, rascher und preisgünstiger Heilungen an, bislang ohne jede Nebenwirkung.

Die Neuraltherapie mit Procain

Wenn man schon von Wunderheilungen spricht, darf man in der Schmerztherapie die Neuraltherapie der Gebrüder Huneke nicht vergessen, denn die Tatsache, dass diese Heilmethode nach wenigen Jahrzehnten

Die Neuraltherapie mit Procain

schon fast wieder in Vergessenheit geraten ist, ist in diesem Fall ein deutliches Beispiel dafür, dass sich Qualität nicht durchsetzt. Ich glaube, dass in jedem Jahrhundert abertausende wunderbarer Einfälle und Konzepte verloren gehen, weil sie etwas komplizierter zu verstehen sind und komplexer in der Anwendung als irgendeine weniger wirksame, aber ähnliche Methode. Die »Neuraltherapie nach Huneke« existiert als Begriff seit 1958 und hat mit dem »Quaddeln«, mit dem Sie von Ärzten in Praxen und Krankenhäusern so oft traktiert werden, wenig zu tun. Beim »Quaddeln« wird ein Lokalanästhetikum in die oberste Schicht der Haut gespritzt – in der Hoffnung, dabei über einen Reflexmechanismus tieferliegende Strukturen zu erreichen. Diese Form der Neuraltherapie ist abgesehen von gelegentlichen Kreislaufreaktionen risikofrei durchführbar und verlangt keine besonderen Kenntnisse. Sie stellt aber nur einen Bruchteil der Neuraltherapie nach Huneke dar, bei der meist Procain tief in den Körper injiziert wird und oft auch direkt an Nervenknoten herangebracht wird, eine invasive Therapie, die erst mühselig erlernt werden muss. Vor allem aber gibt es bei Huneke ein in sich schlüssiges Heilkonzept mit der Vorstellung, dass durch gezielte Injektionen Störfelder gelöscht werden und dadurch auch ihre Fernwirkungen verhindert werden können.

»Neuraltherapie nach Huneke«

Störfelder löschen durch gezielte Injektionen

Solche Störfelder liegen meist im Kopfbereich, haben aber oft Auswirkungen in anderen Körperregionen. Manchmal kommt es aber auch umgekehrt vor, dass eine Narbe nach Knocheneiterung am Fuß für Schulterschmerzen verantwortlich sein kann. Das wies Ferdinand Huneke 1940 nach, als er nach Unterspritzung der Narbe in Augenblicksschnelle eine Rückbildung der Beschwerden im Bereich der Schulter erreichen konnte.

Die Schmerzmittel-Lüge

Das Gute setzt sich nur dann durch, wenn es auch einfach verständlich und adaptierbar ist

Narben, die auch lange nach einem chirurgischen Eingriff geschwollen oder gar verfärbt sind, eignen sich besonders gut für die Neuraltherapie

Auch »Quaddeln« kann bei Schmerzen helfen

Wenn die Neuraltherapie nach Huneke so effektiv ist, warum hat sie sich nicht längst durchgesetzt und wird von allen Schmerztherapeuten praktiziert? Es ist das einerseits eine philosophische Frage. Das Gute setzt sich nur dann durch, wenn es auch einfach verständlich und adaptierbar ist. Andererseits gibt es auch beim erfahrenen Neuraltherapeuten genug Fälle, in denen er mit seiner Methode nicht weiterkommt. Auch die zweifelsfreie Erklärung, was denn nun unter einem Störfeld zu verstehen sei, ist wissenschaftlich nicht gelungen. Wohl findet man in manchen schmerzenden Körperabschnitten Schwellungen mit Entzündungszellen. Oft aber hilft die Injektion in reizlosen Gebieten weit besser und effektiver, ohne dass man sich diesen Effekt durch Nervenverbindungen erklären kann. Auch hier – wie so oft in der Naturheilkunde – wird gerne die Quantenmechanik bemüht, oder es werden Energiemodelle gewälzt, was eher spekulativen Charakter hat.

In meiner Erfahrung lohnt sich die Unterspritzung einer Narbe vor allem dann, wenn sie die Mittellinie des Körpers, dort wo sich die beiden Körperhälften treffen, überkreuzt. Narben, die auch lange nach einem chirurgischen Eingriff geschwollen oder gar verfärbt sind, eignen sich besonders gut für die Neuraltherapie. Patienten nach Herzoperation, deren Brustbein zersägt und mit Draht wieder zusammengebunden wurde, klagen oft über Beschwerden im Brustkorb oder im Herzen, die sich nach Neuraltherapie als Störung im Bereich einer Mittelliniennarbe herausstellen.

Dabei wird man das »Quaddeln«, eine Einspritzung in die oberste Schicht der Haut, nie unterlassen, da dort die Nervenendigungen der Schmerzrezeptoren einstrahlen und sich das Taubwerden der Haut über einen

Reflexmechanismus tieferliegenden Strukturen mitteilt und schon dabei eine Schmerzlinderung erzeugt.
Der Vorgang hat nichts mit der Dawos-Methode zu tun, die beim »Quaddeln« zur Anwendung kommt, bei der man eben DA hineinspritzt WO'S wehtut. Eigentlich eine Form der Segmenttherapie: Die »Vereisung« von Haut und Unterhaut wirkt über den Segmentalnerv auf benachbarte Gewebe und kann zum Beispiel bei Magenschmerzen erfolgreich sein. Meistens ist diese Methode es jedoch nicht.
Einmal kam zu mir eine Patientin mit schon länger andauernden Fersenschmerzen. Da ich eine Privatpraxis betreibe, haben sich an den Problemen, mit denen ich konfrontiert werde, in der Regel schon andere Kollegen mit Kassenzulassung abgemüht. Von den Schmerzmitteln, die sie zum Schlucken bekam, hatte die Patientin aufgrund mangelnder Wirkung und starker Nebenwirkungen genug. Einspritzungen von Procain im Bereich der Ferse waren zwar schmerzhaft, führten aber zu keiner Problemlösung. Also versuchte ich Therapie im Segment zu betreiben, behandelte die Patientin mit Chirotherapie und Akupunktur, hatte aber keinen Erfolg.
Zufällig ergab sich, dass ich an dem Wochenende einen Neuraltherapiekurs besuchte. Ich konfrontierte den Kursleiter mit dem Problem, und er sagte: »Ich habe es zwar noch nie probiert, aber man hört von den großen Neuraltherapeuten immer einmal, dass eine Blockade des Ganglion sphenopalatinum helfen kann.« Nun muss man wissen, dass eine Einspritzung am Schädel, die hinter dem Auge vorbei vier Zentimeter tief bis zur Schädelbasis geht, keine kleine Sache ist. Technisch eindeutig und risikoarm, verlangt sie doch vom Patienten gehörige Nerven und eine lebensbejahende Laisser-faire-Einstellung, um nicht zu sagen, Wurstigkeit. Den

Patientin mit Fersenschmerzen

Therapeuten kostet es eine gehörige innerliche Überwindung. Die Patientin wurde einbestellt und auf beiden Seiten an das Ganglion gespritzt. Zwei Tage später rief sie an, um zu sagen, dass der Schmerz, der sie schon über ein halbes Jahr gequält hatte, nun ganz weg sei.

> ### Reaktionsformen nach Procaininjektion
>
> **Erstverschlimmerung** – die bestehenden Beschwerden verstärken sich vorübergehend, wonach eine nachhaltige Besserung eintritt, die über das Schmerzniveau vor Injektion hinausgeht
>
> **Retrogrades Phänomen** – das Störfeld meldet sich. Zum Beispiel hat man an der Schulter gequaddelt, und der Patient berichtet über Gaumenschmerzen. In dem Fall ist der Gaumen das Störfeld, und man nimmt dort eine Injektion vor.
>
> **Reaktionsphänomen** – nach einer Injektion im Bereich eines Störfelds schmerzt diese ein bis zwei Tage stärker und kehrt dann zur ursprünglichen Schmerzstärke zurück. In dem Fall ist anzunehmen, dass das Störfeld woanders liegt.

Bayer-Werke schufen Grundlage der Neuraltherapie

Den deutschen Bayer-Werken, die sich schon im Jahre 1897 durch die Synthese von Aspirin einen Namen in der Schmerztherapie machten, muss man zugute halten, dass sie im Jahre 1905 die Grundlage der Neuraltherapie schufen, als sie aus dem Suchtgift Kokain ein Derivat synthetisierten, das weder giftig noch suchterzeugend ist: Procain.

Aber auch hier musste es kommen wie auch anderswo in der Pharmamedizin. Etwas Nützliches war entdeckt worden, aber das Patent dafür lief ab. Nun musste also so lange herumexperimentiert werden, bis die Kasse stimmte. Dabei konzentrierte man sich nur auf die längere Wirkungsdauer der Lokalanästhetika und vernachlässigte alle anderen Eigenschaften. Der Grund dafür war der, dass nur mit Anästhesisten Geld zu verdienen war. Denn es gibt weit mehr Anästhesisten als Neuraltherapeuten. Jedes Kreiskrankenhaus bietet Operationen an und dafür benötigt man bei örtlichen Eingriffen oder bei Plexusblockaden Mittel zur »Vereisung«, die länger als zehn Minuten, am besten eine Stunde lang oder darüber hinaus, wirken.

> **Wirkung von Procain**
>
> Anhebung der Schmerzschwelle
> Subklinische Anästhesie
> Induktion neuraltherapeutischer Effekte
> Stabilisierung des Säurehaushaltes
> Verbesserte Durchblutung
> Regulierung des Sympathicus
> Antientzündlicher Effekt
> Gesteigerte Immunlage

Anästhesie und Schmerztherapie

Als die Anästhesie neue Betätigungsfelder suchte, fand sie die Schmerztherapie und prägt diese bis heute. Dementsprechend sehen auch die Konzepte zur Schmerztherapie aus. Ein Anästhesist lebt davon, dass er einen Menschen unter Einspritzung von Mitteln in Sekundenschnelle flachlegen kann. Er kann Bewusstlosigkeit und völlige Muskelschlaffheit erzeugen. Wenn er dann noch ein Opiat hinzuspritzt, ist die Narkose

Die Anästhesie prägt die Schmerztherapie

perfekt. In der Schmerztherapie hat der Patient eine ähnlich entmündigte Stellung. Er ist ein Puppe, an der der Schmerztherapeut hantiert. Er möchte dieser Puppe in Sekundenschnelle völlige Schmerzfreiheit verschaffen, indem er das Schmerzgebiet mit Medikamenten ersäuft. Painkiller nennen die Amerikaner die Schmerzmittel: Schmerzmörder. »Nuke it!« schreien sie – werft die Atombombe über dem Schmerz ab. Diese Form der Schmerztherapie hat nichts mit dem Auf-Null-Stellen chirotherapeutischer Handgriffe zu tun. Die Nervenzellen werden nicht aufgerüttelt, sondern schlafen gelegt.

Eine Methode: das Schmerzgebiet mit Medikamenten zu »ersäufen«

Anästhesisten und Schmerztherapeuten sind auch dafür bekannt, bei chronischen Schmerzen durch eine Spinalanästhesie, den »Rückenmarksstich«, mit langwirksamen Lokalanästhetika große Teile der Wirbelsäule schlafen zu legen. Auch diese Therapie hat ihren Platz, aber sie ist kein Heilungsversuch.

Fallbeispiel Bauchschmerzen: Heilung durch Neuraltherapie

Wegen Bauchkoliken von Arzt zu Arzt

Wenn es um Heilung gehen soll, dann muss ich von einem zwanzigjährigen Eishockeyspieler berichten, der wegen Bauchkoliken von Arzt zu Arzt ging. Es waren stechende Schmerzen im rechten Unterbauch, unter denen er sich zusammenkrümmte. Mit diesen Schmerzen hatte er zuerst einen Internisten aufgesucht, der ihn nach einer Ultraschalluntersuchung und Laboruntersuchung für gesund erklärte. Als die Schmerzen anhielten, wurde der Patient zum Gastroenterologen geschickt, der eine Magenspiegelung und eine Darm-

Fallbeispiel Bauchschmerzen: Heilung durch Neuraltherapie

spiegelung durchführte. Beide ergaben Normalbefunde.

Da die Schmerzen anhielten, wies der Gastroenterologe ihn in die Klinik ein, wo man eine Laparoskopie durchführte. Dabei wird unter Vollnarkose der Nabel mit einem Sichtgerät durchstochen und der Bauch mit Gas aufgepumpt. Mit kleinen Zangen, die man seitlich in die Bauchwand einsticht, kann man den Bauchinhalt dann Stück für Stück durchschauen. Im rechten Unterbauch wurde der Darm Schlinge für Schlinge umgewälzt und man fand nichts als den reizlosen Stumpf einer Jahre zuvor ebenfalls laparoskopisch durchgeführten Entfernung des Wurmfortsatzes.

Man teilte dem Patienten mit, dass er vollkommen gesund sei. In jedem Fall könne der Schmerz nicht aus dem Bauch kommen. Nach einer Überweisung zum Neurologen, der eine somatisierte Depression diagnostizierte und ihn mit Antidepressiva eindeckte, fand der Patient schließlich zu mir. Er sei nicht verrückt und auch nicht depressiv. Er bilde sich die Schmerzen auch nicht ein. Ob man nicht noch einmal nachschauen könne. Auch sein Hausarzt rate ihm zur neuerlichen Laparoskopie, irgendetwas sei vielleicht übersehen worden, zum Beispiel ein Tupfer nach der Blinddarmoperation. Zu dem Zeitpunkt sah ich mich vor allem als Neuraltherapeut und wusste, dass Narben häufige Störfelder sind. Ich hatte durch die Unterspritzung von Narben im Halsbereich nach Schilddrüsenoperationen Luftnot oder Blutdruckentgleisungen beseitigen können. Ich hatte durch die Unterspritzung von Narben am Bauch Verdauungsstörungen gelindert. Im Fall dieses Patienten aber waren die Narben so winzig, dass ich mir eigentlich davon wenig versprach. Sie waren gut verheilt und überkreuzten die Mittellinie nicht.

Man teilte dem Patienten mit, dass er vollkommen gesund sei

Außerdem hatte ich einen jungen Mann vor mir, der Angst vor Spritzen hatte. Als ich ihm die Narbeninfiltrationen vorschlug, wurde er blass und sah mich an, als ob ich verrückt geworden sei. Aber andererseits hatte er schon Schlimmeres hinter sich und einen enormen Leidensdruck. Also legte er sich auf die Liege und ließ es zu, dass ich seine Narben mit Procain aufpumpte. Man konnte gleich durch die Rötung des umgebenden Gewebes sehen, dass er mit Mehrdurchblutung stark auf das Mittel ansprach.

Ich sagte ihm noch, dass nach zehn Minuten das taube Gefühl in den entsprechenden Bereichen verschwinden würde, da sein Gewebe das Procain dann vollständig aufgelöst haben würde. Die Mehrdurchblutung könnte noch einige Stunden anhalten. Wenn die Behandlung geholfen habe, solle er sich in einigen Tagen wieder melden.

Am folgenden Abend stand er wieder auf der Matte. Er blickte mich mit anderen Augen an. Das Misstrauen war einer kaum verhohlenen Begeisterung gewichen. *Er hatte das erste Mal seit langem abends keine Schmerzen mehr gehabt.* Nun aber würden sie sich wieder einstellen. Ob ich nochmals spritzen könne.

Gesagt, getan. Das nächste Mal stellte er sich nach einer Woche wieder vor. Völlige Beschwerdefreiheit während der gesamten Zeit, nun wieder beginnende Probleme. Nach einer neuerlichen Injektion verlängerte sich die beschwerdefreie Zeit auf drei Wochen, dann auf acht Wochen. Danach ist er nicht mehr bei mir erschienen. Ich vermute, das Störfeld war zu dem Zeitpunkt gelöscht und der Patient geheilt. Entstanden war es durch den Vernarbungsprozess nach Entfernung des Wurmfortsatzes. Verstärkt hatte es sich durch die

Fallbeispiel Bauchschmerzen: Heilung durch Neuraltherapie

zusätzlichen Narben im Rahmen der durchgeführten Untersuchungen. Zurückgebildet hatte es sich nicht durch die von Anästhesisten und Orthopäden durchgeführte so genannte »therapeutische Lokalanästhesie«, sondern durch einen Heilungsreiz mittels eines kurzwirksamen Lokalanästhetikums, mit dem die entstandenen Narben wieder in den Körper »integriert« werden konnten. Man könnte auch sagen: Der Energiefluss in einem Meridian wurde wieder ermöglicht, der Energiestau in dem Bereich gelöst. Das hat mit Schmerzabtötung nichts zu tun, sondern ist Hilfsmittel bei der Spontanheilung. Die Strategie der verbrannten Erde im Rahmen eines Krankheitsvernichtungsfeldzugs wird ersetzt durch friedliche Reparaturarbeiten.

Man könnte auch sagen: Der Energiefluss in einem Meridian wurde wieder ermöglicht

Geschichte der Neuraltherapie

- 1843 Erfindung der Injektionsspritze durch Pravaz und der Hohlnadel durch Wood
- 1880 betäubende Wirkung des Kokains erkannt durch den Wiener Augenarzt Dr. Koller
- 1904 Synthetisierung von Novocain (Procain)
- 1925 Ganglion stellatum – Blockade durch Leriche bei Migräne
- 1941 »Retrogrades Phänomen« der Gebrüder Huneke – Infiltration einer Osteomyelitisnarbe (= Knocheneiterungsnarbe) an der rechten Tibiakante (= Schienbeinkante) brachte Schulterschmerzen zur Rückbildung
- 1941 »Sekundenphänomen« der Gebrüder Huneke: Nach Injektion verschwanden die Beschwerden augenblicklich und vollständig für mindestens 20 Stunden

Die Schmerzmittel-Lüge

Den Schmerz selbst bekämpfen – eine Einführung

Was ist das Mittel, mit dem man Schmerzen auslöschen kann?

Was ist das Mittel, mit dem man Schmerzen auslöschen kann? Löschen Schmerzmittel Schmerzen wie Wasser ein Feuer, ist effektive Schmerztherapie vergleichbar einer chemischen Reaktion, die auf immer veränderte Verhältnisse schafft?
Die tägliche Praxis zeigt, dass es auf Rezeptorerregung oder -blockierung nicht immer ankommt.
Ich behandelte einmal neuraltherapeutisch eine Patientin mit Procain – ohne große Wirkung. Nachdem sie mich dazu drängte, statt diesem Wirkstoff einfache physiologische Kochsalzlösung anzuwenden, quaddelte ich schmerzende Partien ihres Rückens damit und erzielte einen großen Erfolg. Wie kann man sich diesen Effekt erklären? Zum Teil mag man das mit Suggestion oder einem Placebo-Effekt begründen. Eine andere Auslegung: Wasser und Salz sind im Körper Regulative, die Durchblutungsstörungen ausgleichen und Schlacken entfernen können. Außerdem handelte es sich bei der Patientin vom homöopathischen Standpunkt aus um einen Kochsalz-Konstitutionstyp und schon ihr Wunsch wäre als unbewusstes »Schreien« nach dem richtigen Mittel auslegbar. Damit kommen wir nun in das Gebiet der Homöopathie.

Rücken- und Gelenkschmerzen: Was der Homöopath, der Orthopäde oder eine psychosomatische Betrachtungsweise bewirken können

Die Fülle der derzeit in Deutschland zum Thema Homöopathie angebotenen Bücher zeigt, dass der Widerstand der Allgemeinheit in Bezug auf diese vor annähernd 200 Jahren von Samuel Hahnemann entwickelte Heilmethode schwindet. Die Physik des 19. Jahrhunderts, die das Verdünnen und »Potenzieren« von Arzneimitteln als Taschenspielertrick verdammte, wird langsam von den Erkenntnissen der Physik des 20. Jahrhunderts abgelöst, die erkannte, dass Materie keine simple Anhäufung von Atomen, sondern von Energiezuständen ist. Wer Arzneimittel schüttelt, verreibt oder stampfenden Bewegungen aussetzt, verändert diese Energiezustände. Das Genie Hahnemanns liegt darin, diese Erkenntnisse ein Jahrhundert zuvor vorausgeahnt zu haben.

Im Grunde genommen lassen sich die Gruppen der Befürworter und Gegner der Homöopathie heute danach einteilen, ob man diese Methode schon einmal mit Erfolg probiert hat oder nicht. Die Schwierigkeit, eine allgemeine Anerkennung der Homöopathie zu erreichen, liegt wieder einmal darin, dass sich komplexe Wahrheiten nicht durchsetzen. Wenn sie es doch eine Weile tun, dann nur durch ein verschworenes Grüppchen von Meinungsmachern. Leider ist es aber bei Heilmethoden so, dass sie dann, wenn sie komplex sind, bis in alle Zeiten von einem Großteil der Anwender falsch und ineffektiv ausgeübt werden, was einen steten Zweifel an ihrer Wirksamkeit erzeugt.

> *Im Grunde genommen lassen sich die Gruppen der Befürworter und Gegner der Homöopathie heute danach einteilen, ob man diese Methode schon einmal mit Erfolg probiert hat oder nicht*

Die Schmerzmittel-Lüge

Die Homöopathie kann eine wunderbare Schmerztherapie sein

Das ändert nichts daran, dass gerade die Homöopathie eine wunderbare Schmerztherapie sein kann, wie ich aus eigener Erfahrung weiß. Gequält von einem Bandscheibenvorfall und ungenügend behandelt trotz aller Segnungen der Schulmedizin, nahm ich eines Tages als großer Skeptiker aller naturheilkundlichen Mittel eine Dosis Rhus toxicodendron D12 und war binnen Sekunden beschwerdefrei. Ich spürte zwar noch die Steifheit im Rücken und konnte nicht gerade stehen, hatte aber einige Stunden wunderbare Ruhe vorm Schmerz.

Was der Orthopäde tut

Schauen Sie sich doch einmal an, wie es einem geht, der Rücken- oder Gelenkschmerzen hat. Er geht zum Hausarzt, der ihn wiederum zum Orthopäden schickt, weil er selbst kein Röntgengerät und keine Zeit hat, sich mit dergleichen zu beschäftigen. Der Orthopäde ist ein Mensch, der einige Jahre in einer orthopädischen Klinik tätig war, mehr nicht. Auf der Station hat er wohl die anstaltsüblichen Schmerzmittel in Kurvenblätter eingetragen, meist aber war er damit beschäftigt, möglichst viel zu operieren, um seinen Orthopädentitel zu erreichen. Nun ist er in der Praxis und hat eigentlich nur Dinge gelernt, die er dort nicht brauchen kann. Er weiß mehr über den richtigen Umgang mit Krankenschwestern, eifersüchtigen Kollegen und vom Spreizen der OP-Haken und von Nahtmaterial als von Menschen mit Schmerzen.

Aber immerhin kann er einen untersuchen. Also betastet er die schmerzenden Gliedmaße und dreht sie hin und her. Dann macht er ein Röntgenbild, holt einen vor den Schirm und beschreibt die für ihn sichtbaren, wenn auch meist nicht ungewöhnlichen Veränderungen. Dabei fällt oft das Wort »Bandscheibenschaden«, wenn es um den Rücken geht, und »Arthrose« bei schmerzenden Hüft- oder Kniegelenken. Es folgt ein bedauerndes Achselzucken. Der Körper sei ja im Prinzip nichts anderes als ein Auto, das rostig und schadhaft geworden ist. Der »Verschleiß« sei die Wurzel der Schmerzen und könne eigentlich nur mehr zugedeckt, nicht aber beseitigt werden.

Ganz abgesehen davon, dass derartige fatalistische Konzepte in der Heilkunst, die helfen und nicht entmutigen will, nichts zu suchen haben, sind sie so formuliert auch falsch und schädlich für jeden Versuch, zu heilen. Natürlich unterläuft der menschliche Körper je nach Umweltbedingungen verschiedene Veränderungen. So weiß man von 20-jährigen Spitzensportlern, dass ihre Wirbelsäule im Röntgenbild ebenfalls starke »Verschleißerscheinungen« zeigt, die allerdings eher dadurch entstehen, dass die Knochen durch den starken Muskelzug vermehrt Brücken aufbauen. Man kennt auch die Rücken alter Menschen, die im Röntgenbild mit heftigsten »Verschleißerscheinungen« aufwarten – diese jedoch keinerlei Schmerzen hervorrufen.

Man weiß auch, dass Kniegelenksarthrosen, die bei stärkerer Ausprägung eine sichtbare Verplumpung der Form hervorrufen, sich aktiv und passiv (keine Schmerzsymptome) verhalten können. Aktiv beginnen sie zu schmerzen und es bildet sich Gelenksflüssigkeit aus, die bald zu einer Vorwölbung im Bereich der Kniekehle, der so genannten Bakerzyste, führt. Der Orthopäde beginnt diese »Zyste« abzupunktieren, und je häufiger er das tut, desto stärker wird die Flüssigkeitsbildung. Es handelt sich also offenbar nicht um ein Sekret, das entfernt werden soll, denn es dient dem überreizten Gelenk als Schmiere und ist immerhin ein Versuch des Körpers, das Problem zu lösen. Ähnliches kann man dem Schmerz in dieser Phase zubilligen.

Es wird behauptet: Der »Verschleiß« sei die Wurzel der Schmerzen

Was tun bei Kniegelenksarthrosen?

Die Schmerzmittel-Lüge

Wenn es gelungen ist, diese Reizphase zu überwinden, verschwindet die Flüssigkeit und es bildet sich auch der Schmerz zurück.

Geschieht nun außer der Sekretentfernung weiter nichts, führt die Arthrose irgendwann einmal dazu, dass das Kniegelenk entweder steif oder so instabil wird, dass der Patient/die Patientin sich nicht mehr fortbewegen kann. Durch die gewachsenen chirurgischen Möglichkeiten wird das Problem heute dadurch gelöst, dass man eine Kniegelenksprothese einsetzt. Mitunter führt diese Maßnahme auch wirklich zum Ziel. Häufiger allerdings lässt sich der Körper um diese Ausdrucksmöglichkeit nicht betrügen und weigert sich, die Prothese zu akzeptieren. Wundheilungsprobleme und schlechte Prothesenfunktion sind dann die Folge.

Die Erklärung eines Verschleißes greift zu kurz

Offenbar greift die Erklärung eines »Verschleißes« zu kurz. Es wird zwar immer einen Grund dafür geben, dass sich im Bereich der Wirbelgelenke Spangen oder Knochenfortsätze bilden, die mitunter sogar Wirbel miteinander verblocken können, oder warum sich Gelenksränder verdicken bis zu einem Grad, der einmal zur Gelenksversteifung führen kann. Es wird sich jedoch eher nicht um mechanische Folgen handeln, denn dann müssten ja alpine Skifahrer samt und sonders an Kniegelenksarthrosen leiden. Es wird sich auch eher nicht um stoffwechselbedingte Vorgänge handeln, denn es ist auffallend, wie wenig Kniegelenksarthrosen bei Übergewicht oder einseitiger Ernährung auftreten. Mitunter hat es den Eindruck, dass es sich um eine Erbkrankheit handelt, aber auch das ist nicht bewiesen.

Ich möchte an dieser Stelle eine eigene Betrachtung beisteuern und sie als Beispiel für die komplexen Zusammenhänge zwischen Arthrosenbildung und Lebenssituation darstellen. Man kann das Ganze ebenso als psychosomatische Abhandlung lesen wie auch als Beispiel für die Ausbildung eines homöopathischen Mittelbildes. Als Naturheilkundler wird man dazu neigen, den Geist und die Seele als Ausgangspunkt jeder Manifestation einer Krankheit irgendwo im Körper zu sehen, als kreatives Ergebnis eines Zustandes, der vorher unsichtbar, aber gedacht oder gefühlt, in einem vorgeherrscht hat.

So war mir häufiger aufgefallen, dass Kniegelenksarthrosen vor allem Frauen befallen, die sinnbildlich gesprochen das Gewicht der Familie tragen. Obwohl schon im höheren Alter und körperlich eher zart gebaut, halten sie alles, was einer Familie Sicherheit und Stabilität verleiht, in Schwung.

Warum befallen Kniegelenksarthrosen häufig Frauen?

Nun ist es so, dass man in der Homöopathie Kniegelenksarthrosen gern mit Calcium fluoratum, den Flussspat, behandelt. Der seelische Konflikt, bei dem dieses Mittel ebenfalls gut wirkt, ist die unbegründete Sorge, sein Heim und seine Lebensbasis zu verlieren. Es sind Menschen, die auch dann, wenn die monatlichen Einnahmen die Ausgaben übersteigen, unablässig über ihre Verarmung nachdenken.

Calcium ist in der Homöopathie ein Menschentypus, der vor allem Sicherheit und Stabilität schätzt und braucht. Solange dieser Schutzwall vorhanden ist, fühlt sich Calcium wohl und schenkt Liebe und Wärme im Übermaß. Gerät dieser Schutz ins Wanken, beginnt Calcium zu schwanken. Die Anstrengung, sich abzuschotten und für Sicherheit zu sorgen, führt zu einer Überbelastung und macht krank. Es kann kein Zufall sein, dass in dieser Phase vor allem die Kniegelenke, die unseren Körper aufrechterhalten und unsere Mobilität ermöglichen, befallen werden und übertriebene Anbaumaßnahmen beginnen, die man später Arthrose nennt.

Die Schmerzmittel-Lüge

Es überschneiden sich hier Physiologie, Biochemie und Psychologie. Calcium stellt in unserem Körper in den Knochen Stabilität her. Ein Übermaß an Calcium im Bereich der Kniegelenke ist für die Ausbildung der Arthrose verantwortlich. Calcium als homöopathisches Medikament verhilft zur Empfindung von Stabilität besonders in Fällen, in denen das soziale Gefüge ins Wanken geraten ist.

Schmerz aus Überforderung und mangelnder Freiheit

Welche Funktion hat der Schmerz?

In diesem Spannungsfeld hat der Schmerz zum Beispiel die Funktion, eine Patientin darauf aufmerksam zu machen, dass sie Hilfe braucht. Sie beginnt über die Knie zu klagen, zum Beispiel dem Mann gegenüber, dessen Verhalten die Sache überhaupt ausgelöst hat. Ihre Klage ist fruchtlos, nicht nur, weil er sie zum Orthopäden schickt, der die Arthrose als unabwendbares Schicksal bezeichnet und mit Cortison oder Analgetika behandelt, sondern auch, weil Verständnis und Hilfsbereitschaft beim Ehemann wohl schon verhindert hätten, dass sich die Arthrose überhaupt ausbildet oder zumindest, dass sie sich meldet. Der Schutz, der der Patientin fehlt, scheint ihr in ihren Gedanken und Gefühlen nicht wieder erlangbar, weshalb sich ja auch der Körper gemeldet hat.
Ähnlich ist es mit den Rückenschmerzen, die fast jedem Menschen bekannt und vertraut sind. Der eine spürt sie eher in der Lendenwirbelsäule, der andere in der Brustwirbelsäule, die meisten oben, in der letzten Station des Halteapparates, dem Nacken.

Schmerz aus Überforderung und mangelnder Freiheit

Wer es »nicht mehr aushält«, wer es »nicht mehr ertragen« kann, wer sich »überlastet« fühlt, der hat auf drei verschiedene Weisen gesagt, dass die Tragefunktion der Wirbelsäule mit psychischer Belastung in Zusammenhang steht.

Im Gegensatz zu Hüfte und Knie fehlt der Wirbelsäule die Möglichkeit, Probleme auch einmal davonzulaufen. Sie muss den Körper tragen und Dinge ertragen und deshalb ist sie so viel häufiger befallen als alle anderen Gelenke. Bei Rückenschmerzen kann man nicht mehr von einer Volkskrankheit sprechen, sondern muss sie in unserer westlichen Welt geradezu als Normalzustand einstufen.

Wenn man Rückenschmerzen behandeln will, muss man sich also von vornherein fragen, wie viel ein Mensch überhaupt tragen kann. Was kann man ihm aufbürden? Vergleicht man das mit dem Übermaß an Verantwortung und stumpfer, seelenloser Arbeit, die getragen und verrichtet werden müssen, um unsere Gesellschaft einigermaßen in Gang zu halten, wundert man sich, wie all das überhaupt so halbwegs bewältigt werden kann.

Es ist ein offenes Geheimnis, dass Frauen weit mehr Schmerzen haben als Männer. Stellt man eine Frau neben einen Mann, fällt einem sogleich auf, dass Frauen eher kleiner und zarter gebaut sind. Außerdem müssen ihre Körper Kinder austragen und eine Weile ernähren, d. h., sie müssten für längere Zeit aus dem normalen Arbeitsprozess herausfallen. Also würde man es für ganz normal halten, dass Männer einen größeren Teil der anfallenden Arbeit übernehmen.

Tatsächlich ist es aber so, dass Frauen ganz im Gegenteil etwa doppelt so hart und lang arbeiten wie Männer. Neben der Hauptverantwortung für Kinder

Es ist ein offenes Geheimnis, dass Frauen weit mehr Schmerzen haben als Männer

Die Schmerzmittel-Lüge

Die besondere Belastung von Frauen

machen sie den Haushalt und schaffen im Beruf. Wenn eine Kamera ein durchschnittliches Ehepaar einige Tage lang begleiten würde, käme diese schlichte Wahrheit ganz eindrucksvoll an den Tag.

Daneben gibt es das Beispiel von Frauen, die diese alte Geschlechterrolle durchbrechen, nur das tun, was sie sich zumuten können, und die Rolle als Nestbauerin und Bruthenne überhaupt links liegen lassen. Aber auch dieser Weg kann Schmerzen zur Folge haben. Als Tabubrecherin oder Vereinsamte, die alles falsch gemacht hat, lebt man oft einen Konflikt, der dem einer Frau, die kein Tabu gebrochen hat und sich im Zentrum der Familie zu Tode arbeitet, in nichts nachsteht.

Über die physische Ebene hinaus hat die Frau in unserer Gesellschaft zusätzlich die Hauptverantwortung im seelischen Bereich. Sie produziert den sozialen Kitt, ohne den unser Alltag noch grauer wäre. Ihre weiteren Tätigkeiten führen von dem Basteln der Weihnachtsdekoration über das Backen von Plätzchen bis hin zur Gestaltung bunter, heimeliger Spielstätten für Kinder, sie verschafft gesellschaftlichen Ereignissen durch Haltung, Make-up und Kleidung den nötigen Glanz, sie pflegt Freundes- und Bekanntenkreise und hält Familienbande aufrecht.

Der Widerspruch zwischen dem anscheinend schwächeren Körperbau und der Überbelastung durch all diese Aufgaben ist nur dann lösbar, wenn man dem Ganzen ein Konzept von sich selbst erneuernder Energie zu Grunde legt. Die Frau ist ein Perpetuum mobile, das sich selbst wieder mit Energie auflädt. Wenn das Perpetuum mobile in raues Gewässer gerät und die zahlreichen Bedürfnisse und Ansprüche der Umwelt immer mühsamer befriedigt werden können, lenken zunehmende Schmerzen im Kopf, im Leib und den

Gliedern die Aufmerksamkeit darauf, dass diese Maschine auch in zahlreiche Stücke zerspringen kann. Bei den Rückenschmerzen scheint auch eines der Murphy-Gesetze eine große Rolle zu spielen, nämlich die Regel, dass man in unserer Gesellschaft immer so lange befördert wird, bis man in eine Position gelangt, die man nicht mehr ausfüllen und nicht mehr beherrschen kann. Man gelangt also in einen Bereich der Inkompetenz und Überforderung. Das gilt vor allem für das Berufliche, wo einem die Rückenschmerzen in dem Augenblick einen Streich spielen, in dem ein übereifriger Mitarbeiter zu deutlich gezeigt hat, dass er eigentlich auf deinem Stuhl sitzen möchte.

Der Zusammenhang zwischen der Lebenssituation und dem Zeitpunkt, zu dem sich Arthrosen und Wirbelgelenke melden, ist zu offensichtlich, um ihn zu ignorieren. Schmerzen werden psychisch empfunden, entstehen psychisch und müssen psychisch behandelt werden. Der so genannte psychosomatische Aspekt ist wichtiger und bedeutungsvoller als die Feststellung und Auflistung organischer Veränderungen, die bei anderen keinerlei Auswirkungen haben.

> *Der Zusammenhang zwischen der Lebenssituation und dem Zeitpunkt, zu dem sich Arthrosen und Wirbelgelenke melden, ist zu offensichtlich*

Was ist eigentlich Psychosomatik?

Nach der alten Lehre hängen Körper und Seele zusammen. Stimmt etwas im Körper nicht, leidet die Seele, und umgekehrt. Das nennt man Psychosomatik, von griechisch Psyche = Seele und Soma = Körper. Wenn es aber um den Schmerz gehen soll, dann ist dieser im Regelfall etwas, das über das rein Persönliche hinausgeht, das in der Regel eine Reaktion auf das Verhalten

Die Schmerzmittel-Lüge

anderer ist. Arthur Schopenhauer definierte Lust als »Befreiung von einem Schmerz«, und er folgerte: »Unmäßige Freude und sehr heftiger Schmerz bedingen sich wechselseitig«. Der Schmerz bezieht sich meistens auf einen anderen, entsteht in einem sozialen Kontext. Er ist in weitestem Sinne dann auch ein soziales Problem.

> *Der Schmerz bezieht sich meistens auf einen anderen, entsteht in einem sozialen Kontext*

Andererseits aber ist Schmerz individuell. Friedrich Nietzsche spitzte Schopenhauers Sichtweise, dass Schmerz und Lust zwei Seiten einer Medaille seien, so zu, dass er Schmerzfreiheit mit Unlust gleichsetzte, und forderte: »So die Schmerzhaftigkeit des Menschen vermindert werden soll, muss auch die Fähigkeit zur Freude vermindert werden.« Wer überhaupt wenig Gefühle hat, hat auch wenig Schmerzen.

Es geht also einerseits darum, welches Leben man führen möchte. Sucht man ein aufregendes Leben mit starken Empfindungen, schließt man damit automatisch die Möglichkeit starker Schmerzen mit ein. Es kommt nämlich auf die Intensität der Lust an, mit der man begehrt, den Grad der Sehnsucht. Als zweites Moment treten dann die Möglichkeit der Gesellschaft hinzu, diese Sehnsüchte zu erfüllen. Ist sie dabei erfolgreich, bleibt der Einzelne schmerzfrei. Tut sie das nicht, wird er unter Schmerzen leiden.

Für dieses »soziale Problem« kann man die Gesellschaft an sich aber nicht verantwortlich machen. Denn erst durch den Anspruch des Einzelnen entsteht die Möglichkeit, sich Schmerzen zufügen zu lassen. Je anspruchsvoller, desto leidender – wenn es schief geht – wird er dann sein.

> *Schmerzpatienten empfinden einen Konflikt, den sie für unlösbar halten*

Schmerzpatienten empfinden einen Konflikt, den sie für unlösbar halten. Der Schmerz ist der Ausdruck dieses Unlösbaren.

Was ist eigentlich Psychosomatik?

Menschen, die in die Lage versetzt wurden, für den Einzelnen Wünsche wahr zu machen und Sehnsüchte zu erfüllen, können den Schmerz direkt beeinflussen. Ein Wort von ihnen kann dann schon ausreichen, um den Schmerz zu verjagen. Das kann ein Liebhaber sein, der Liebesgefühle erwidert, eine Vorgesetzte, die gute Arbeit anerkennt oder ein Priester, der im Namen Gottes Sünden vergibt.

Das Problem in der Schmerztherapie ist häufig, dass unter Schmerzen Leidende als »Miesmacher« oder als »uncool« empfunden werden. Sie scheinen mehr zu fordern, als ihnen zusteht – und ist es nicht wirklich so? Die Umgebung spürt, dass der unter Schmerzen Leidende mit seinen Sehnsüchten oder Begierden, deren Kehrseite die Schmerzen sind, einen hohen Anspruch an sie stellt und fühlt sich diesem nicht gewachsen. Das soziale Problem in der Schmerztherapie ist dann das Gefühl von Freunden oder der Familie, dass der Schmerzpatient die Zuneigung, die er brauchen würde, nicht verdient.

Darüber wird in der Regel nicht gern gesprochen. Denn oft ist der Schmerzpatient jemand, der in Vorleistung gegangen ist, eine Frau zum Beispiel, die Beruf, Haushalt und Kindererziehung bewältigt, anfangs gerne, später leidend, aber immer noch in der Hoffnung, dass diese Leistung anerkannt werden wird. Tatsächlich ist es so, dass ihre Leistung aus Bequemlichkeit dankbar hingenommen wird. So entsteht eine Komplizenschaft zwischen der Kranken und der Familie. Beide können davon nur profitieren, die Kniegelenksarthrose, den Rückenschmerz, den verspannten Nacken oder die Bauchkoliken als schicksalhafte organische Defekte einzustufen, die eine Partei aus Trägheit, die andere aus der Hoffnung heraus, dass die Familie in

Das Problem in der Schmerztherapie ist häufig, dass unter Schmerzen Leidende als »Miesmacher« oder als »uncool« empfunden werden

Die Schmerzmittel-Lüge

einer ernsthaften Bestandsaufnahme der Situation ihren Beitrag doch würdigen wird. Jemandem in dieser Situation hilft man nicht, wenn man seine Schmerzen als »psychosomatisch« erklärt. Wohl sind sie in der Einheit Körper und Seele entstanden, ihr Sinn und ihre Bedeutung aber haben sie nur im sozialen Umfeld und würden ohne dieses in nichts zusammenfallen.

Eine andere Dimension ist die der Freiheit. Schmerz tritt oft erst auf, wenn man sich seine Freiheit zu nehmen beginnt, sie aber nicht mit innerlichen Zwängen in Harmonie bringen kann. Das schlechte Gewissen oder auch die Unfähigkeit, in seinem Leben Weichen zu stellen, führen zu einem dauerhaften Konflikt, wobei dann die Freiheit, die man sich genommen hat, eben nur eine scheinbare bleibt. Da man mit dieser »Freiheit« schlechte Erfahrungen gemacht, also den Eindruck gewonnen hat, sie würde alles nur noch schlimmer machen, würde man sie am liebsten wieder abstreifen und ins Joch zurückkehren. Das Problem dabei ist aber, dass die Freiheit, wenn sie einmal begonnen hat, unumkehrbar ist und die alten Verhältnisse nicht mehr hergestellt werden können. Man muss quasi sein Heim zerstören, auch wenn man nichts mehr als das fürchtet. Man weiß ja schließlich, dass Revolutionen für manche Beteiligte tödlich enden. Da dieses Risiko zu hoch und die Ursache, wirkliche Freiheit zu erlangen, zu gering erscheint, verharren manche lieber im Schmerz unklarer Zwischenstadien.

Im Bereich dieser Krankheitsabläufe gibt es für den Therapeuten die Möglichkeit einer sozialen und psychologischen Begleitung. Es hilft dem an Schmerzen Leidenden schon, zu wissen, dass er alle Vorfälle mit jemandem bereden kann, den er in regelmäßigen Ab-

> *Schmerz tritt oft erst auf, wenn man sich seine Freiheit zu nehmen beginnt*

> *Es hilft dem an Schmerzen Leidenden schon, zu wissen, dass er alle Vorfälle mit jemandem bereden kann*

Was ist eigentlich Psychosomatik?

ständen trifft. Zusätzlich hilft aber auch eine Heilmethode wie die Homöopathie. Deren Grundprinzip ist es, Ähnliches mit Ähnlichem zu therapieren, und wenn man einem Menschen, der sein Heim bedroht sieht, Calcium fluoratum gibt, eine Substanz, die in Gesunden gerade dieses Gefühl der Bedrohung auslöst, erlebt der Kranke mit der Einnahme dieses Arzneimittels etwas Bekanntes und Vertrautes, das ihm Schutz und Sicherheit schenkt.

Es ist dies eine Schmerztherapie, die sich nicht mit einer Arthrose oder dem Schmerz an sich auseinander setzt, sondern entweder eine konstitutionelle Schwäche des Patienten oder einen Zustand der Lebenskrise behandelt. In beiden Fällen geht es um die Stärkung seelischen Befindens und der Lebenskraft. Mithilfe der erneuerten Lebenskraft kann dann aus eigenem Antrieb sowohl die Krankheit als auch der soziale Krisenzustand überwunden werden. Das eine und das andere gehen ja Hand in Hand, und wenn man sich nur auf den Schmerz konzentriert, kommt das andere zu kurz.

Bei dieser Schmerztherapie geht es um die Stärkung seelischen Befindens und der Lebenskraft

Dem Vorgesetzten, der an Rückenschmerzen und Steifigkeit leidet, wird wahrscheinlich ein Arzneimittel wie Rhus toxicodendron helfen, der Extrakt einer Pflanze, dessen Gift gerade diese Beschwerden hervorbringen kann. Das Gift der sozialen Überbeanspruchung wird abgefedert durch die Erinnerung an das Gift in der Trägersubstanz des Arzneimittels, und auch hier löst die Ähnlichkeit einen Wiedererkennungseffekt aus, der Vertrauen in die eigenen Kräfte weckt.

Oft bedarf es ja sozusagen auch nur eines Wortes, um seine sozialen Verhältnisse neu zu ordnen und ein unheilbar geglaubtes Schmerzleiden zu heilen. Um dieses Wort zu sprechen, muss man aber dazu in die

Lage versetzt werden – ein seelisches Phänomen, das meiner Erfahrung nach durch nichts besser erzeugt wird als durch die sanfte Macht der Homöopathie.

Die Schmerztherapie – Fallen vermeiden, Grundsätzliches beachten

Bevor man überhaupt zur Eigentherapie schreitet, muss man wissen, wer man ist. Erkenne dich selbst, forderten die Alten. Zu wissen, wo man steht, was einen ausmacht. Wozu man da ist und was man im Leben erreichen möchte.

Der erste Aspekt, um den es dabei geht, ist der Egoismus. Einerseits ist man sich einig, dass Egoismus abzulehnen ist, andererseits geht ohne Egoismus in unserer »Ellenbogengesellschaft« nichts. Da ist der Ehrliche rasch der Dumme, der Zögerliche der Letzte, der Zurückhaltende der Verlierer. Wenn Schmerzfreiheit schon nicht unbedingt mit Erfolg zu tun haben muss, so ist sie doch nur erreichbar durch ein über sich Hinauswachsen, ein Erreichen von Zielen und ein Ankommen. All das braucht Egoismus, nämlich die Kraft, eigene Ziele zu definieren und anzupeilen, auch wenn andere darunter leiden. Der Egoismus ist der Stab beim Stabhochsprung. Ohne ihn kommen wir gar nicht auf die Höhe, um unsere Meßlatte anpeilen zu können. Allerdings ist Egoismus kein Endziel. Man muss ihn, um Höchstleistungen erreichen und seine Zielmarke nehmen zu können, auch wieder loslassen, fallen und hinter sich zurücklassen können wie einen Stab, der einen klaren Zweck erfüllte, bis man auf Höhe war. Klammert man sich kurz vor dem Ziel noch an den

Man braucht Egoismus, nämlich die Kraft, eigene Ziele zu definieren und anzupeilen

Die Schmerztherapie – Fallen vermeiden

Stab, wird man scheitern. So muss bei Ihnen am Anfang der Egoismus stehen, auch ein gnadenloser Egoismus, mit dem Sie sich aus dem Dreck ziehen. Je weiter Sie dabei kommen, desto wichtiger ist es, Anmut und Demut zu üben, Haltungen, die nicht nur gute Manieren, sondern Lebenskunst beweisen. Je anmutiger Sie werden, desto schmerzfreier. Je demütiger Sie sein können, desto stärker.

Wenn Sie schon nicht das letzte Rätsel des Seins: »Woher kommen wir, wohin gehen wir?« für sich lösen können, so können Sie doch herausfinden, was Ihnen gefällt. Das, was Ihnen gefällt, kann Sie auch heilen. Ein hilfreicher erster Weg in diese Richtung ist die Untersuchung der körperlichen Konstitution. Vielleicht haben Sie schon einmal etwas von den Konstitutionstypen nach Kretschmer gehört, nach denen sich die Menschen in Dicke, Dünne und Muskulöse einteilen. Das Konzept erscheint auf den ersten Blick bescheiden. Tatsächlich steckt es aber voller interessanter Erkenntnisse. Wenn wir nämlich als Embryo im Mutterleib das Stadium des Zellhaufens hinter uns gelassen haben und bevor wir in der persönlichen körperlichen Entwicklung andeutungsweise die gesamte phylogenetische Entwicklung der Säugetiere nachäffen, bilden wir drei Keimblätter aus: das Ektoderm, das Mesoderm und das Entoderm. Die Kretschmerschen Konstitutionstypen des Asthenikers, des Athletikers und Pyknikers scheinen dann als einseitig geratene Ausprägungen dieser verschiedenen Keimblätter, und dementsprechend, welches später vorherrscht, haben wir verschiedene Vorlieben. Aus dem Ektoderm entwickeln sich Haut und Sinnesorgane, und dementsprechend lebt der Astheniker vor allem der Sinneswahrnehmung. Aus dem Mesoderm wird das Binde- und

Das, was Ihnen gefällt, kann Sie auch heilen

Die Schmerzmittel-Lüge

Stützgewebe, vor allem aber die Muskeln, und tatsächlich gibt es für den Athletiker nichts Schöneres als den Sport, bei dem er diese Körperteile betätigen kann. Aus dem Entoderm wird der Pykniker, der für seine Eingeweide lebt. Er isst und trinkt eben sehr gern, und das führt dazu, dass er über kurz oder lang wie ein Pykniker aussieht, das heißt, er hat einen Kugelbauch und seine Arme und Beine sind dünn, als wären sie nur dazu da, diesen Bauch zu bewegen. Den Neurologen des 19. Jahrhunderts fiel auf, dass ein Astheniker zur Schizophrenie neigt, einer Persönlichkeitsspaltung, die sich aus einem »Überangebot« an Sinnesreizen ergibt. Der Athletiker neigt, wenn er schon nervenkrank ist, zu Krampfanfällen, bei denen er seine Muskeln maximal zusammenzieht. Der Pykniker dagegen entwickelt am ehesten Gefühlsstörungen, und Gefühle verbinden wir sehr oft mit dem Bauch oder dem Herzen, jedenfalls aber mit Eingeweiden. Und das manisch-depressive Erscheinungsbild, das so ein Pykniker oft zeigt, erinnert an die wechselhaften Zustände, die Eingeweide unterlaufen.

Die Konstitutionstypen nach Kretschmer

Selbstbeobachtung ist wichtig

Diese Ausführungen sind nur dazu da, Sie zur Selbstbeobachtung zu veranlassen. Denn die Konzepte zur Schmerztherapie haben ja in der Regel den Nachteil, dass bei allem Gerede einer »individuellen Therapie« allen das Gleiche empfohlen wird. Zum Beispiel Sport. Rückenschmerzpatienten sollen durch die Übungen der Rückenschule ihre Rückenmuskulatur stärken. Wer eine Arthrose hat, soll Muskelaufbau machen, um die Gelenke zu schonen. Diese Empfehlung wird dem Athletiker eine reine Freude sein, denn in ihm steckt konstitutionsbedingt die Neigung, ins Kraftstudio zu gehen. Der Pykniker aber, der das gerade nötig hätte, wird eine Rückenschule nicht lange durchführen. Er hat

Die Schmerztherapie – Fallen vermeiden

einfach keine Lust dazu. Einmal sagte mir ein pyknischer Patient in der Schmerzklinik, den ich wegen seiner Fehlstunden in der Rückenschulgruppe ermahnte: »Wissen Sie, Herr Doktor, das Herumgehample ist mir einfach zu blöd. Da habe ich lieber meine Schmerzen.« Also wird sich der Pykniker lieber mit Ernährungsursachen seiner Schmerzen beschäftigen. Der Ratschlag, er solle doch abnehmen, kommt dann ganz falsch, denn das ist für einen Pykniker so, als wollte man sagen, er müsse eben sterben. Essen ist für ihn Leben, und sein Gewicht ist ihm heilig. Wenn, dann kann er nur anders essen, schmackhafter, interessanter, und dann vielleicht auch gesünder. Und ohne Gefühl geht für ihn nichts, denn er ist Gefühl und kann nur über Gefühle aus dem Schmerz herausfinden. Ihn zu frustrieren heißt ihn dabei stärker zu schädigen als einem Athletiker, dem man sagt, er sei eben dick. Der weiß das selbst und möchte gerne daran arbeiten.

Man kann nicht jedem das Gleiche empfehlen

Leider ist es gerade der Astheniker, dem vor allem Sport und Diät als Gesundheitsschulung empfohlen wird und der das gerne annimmt. Denn gerade Astheniker neigen durch ihre Stärke im Bereich der Wahrnehmung dazu, Ratschläge jeder Natur auszuprobieren und umzusetzen. Er ist dünn, also kann er mühelos joggen. Er isst ohnehin nicht gern, legt wenig Wert darauf, deshalb kann er auch die geschmackloseste und gutgemeinteste Nahrung hinunter würgen, sofern er nur überzeugt davon ist, sie sei gesund. Schmerzfrei wird er auf dieser Ebene aber nur selten. Am besten reagiert er auf Sinnesreize, und deshalb haben hier Massage, Geruchsöle, angenehme Musik, Meditation und ähnliches eine so starke Bedeutung. Am besten ist es für den Astheniker überhaupt, wenn man ihn aus der Reizüberflutung herausnimmt. Einübungen in die Stille,

Die Schmerzmittel-Lüge

Auszeiten sind für den Astheniker Allheilmittel. Wenn er nur schlafen kann, ist er schon okay.
Wenn Sie also die zahlreichen Angebote zur Schmerztherapie in Bezug auf die Eignung in Ihrem persönlichen Fall durchgehen, überlegen Sie zuerst, welchem Konstitutionstyp Sie zuzuordnen sind, und handeln Sie danach.

Ein Schmerztagebuch anlegen

Als nächsten Schritt legen Sie sich ein Schmerztagebuch an. Denn der Pferdefuß vieler Selbsttherapien ist das beliebige Herumprobieren und das daraus entstehende Gefühl, es helfe ja alles nichts. Wenn Sie eine Heilmethode kennen lernen wollen, so schreiben Sie sich vorher Häufigkeit und Stärke der Schmerzen, schädliche Einflüsse, Änderungen der Lebensumstände und dergleichen auf, und führen während der Therapie Tagebuch. Nach einigen Wochen ziehen Sie Bilanz und überprüfen, was sich denn wirklich getan hat. Schließlich wollen Sie sich nicht selbst hinters Licht führen.

Über all diesen Maßnahmen oder Überlegungen aber halte ich es für wichtig, Ihnen Heilmethoden in sich schlüssig, leicht und angenehm anwendbar darzustellen. Schließlich ist das Wichtigste an der Selbsttherapie, dass man sich wichtig genug nimmt, um sich auch die beste Therapie zukommen zu lassen, die man mit eigenen Kräften durchführen kann. Damit begibt man sich auf den langen Weg aus der Bevormundung, der Passivität und der Schmerzmittel-Lüge.
Mögliche Heilmethoden werde ich im nächsten Kapitel besonders in Fallbeispielen, im übernächsten Kapitel denn ausführlich und der Reihe nach darstellen.

Konstitutionstypen nach Ernst Kretschmer

Leptosomer Typ	**Athletischer Typ**	**Pyknischer Typ**
Schmalwüchsig, feingliedrig und asthenisch. Aus dem Ektoderm entstanden.	Muskulös, breitschultrig und kräftig. Aus dem Mesoderm entstanden.	Gedrungener Körperbau mit Rundungen und Fettansatz. Aus dem Entoderm entstanden.
HAUT UND SINNESORGANE	BINDE- UND STÜTZGEWEBE	EINGEWEIDE
Er baut sich seine eigene kleine Welt und verteidigt sie gegen die Außenwelt. Er kann dabei zwischen emotionaler Empfindlichkeit und starrer Unerschütterlichkeit schwanken. Bei Steigerung ins Abnorme treten schizoide Krankheitszüge auf.	Epilepsie – generalisierte Muskelkrämpfe	Zyklothymer Charakter, d. h. Neigung zu Stimmungsschwankungen zwischen großer Heiterkeit und tiefer Traurigkeit. Dies kann sich bis zu manisch-depressiven Erkrankungen steigern.
NEIGUNG, SICH ZU ÜBERREIZEN	NEIGUNG, SICH ZU VERKRAMPFEN	NEIGUNG, SICH IN ETWAS ZU VERRENNEN

Was ist Schmerz?

Schmerzen genauer definieren – Entzündungsschmerz, Nervenschmerz, Fehlregulationsschmerz?

Jeder von uns lernt als Kind durch Prellungen, Abschürfungen, Verbrennungen und andere durch Unachtsamkeit entstandene Verletzungen, dass man Schmerzen durch Vorsicht verhüten kann und man an Schmerzen auch schuld sein kann. Wer zu gierig gegessen hat, bekommt Bauchkneipen. Schmerz ist da die Strafe für ein Fehlverhalten.

Übertreibung scheint ja die Ursache der meisten Schmerzen zu sein

Übertreibung scheint ja die Ursache der meisten Schmerzen zu sein. Wer zu lange Sport gemacht hat, klagt am nächsten Morgen über Gelenk- und Muskelschmerzen oder entwickelt eine Sehnenscheidenentzündung. Wer zu lange der Kälte ausgesetzt war, erlebt mitunter ebenfalls eine schmerzhafte Entzündungsreaktion des Brustfells beim Atmen oder des Ischiasnervs.

Bei Entzündungsschmerzen helfen sehr oft die entzündungshemmenden Medikamente der Schulmedizin, Salicylate oder auch Corticoide. Geringe Erfolgschancen haben diese dagegen bei den Nervenschmerzen, von Ischias bis zu den Phantomschmerzen bei Gliedmaßenamputierten. Hier werden von der Schulmedizin trizyklische Antidepressiva verabreicht, deren

Schmerzen genauer definieren

Hauptwirkung neben einer gewissen Stimmungsaufhellung die Fähigkeit ist, Behandelte »fett, faul und gefräßig« zu machen, wie ein Kollege einmal polemisch formulierte. Aber auch Antiepileptika, die dämpfend wirken, kommen zum Einsatz, oder Elektrotherapie, deren Haupteigenschaft es wohl ist, den Nerv durch Überbelastung so zu ermüden, dass er weniger Schmerzimpulse abgeben kann – eigentlich eine Holzhammermethode. Noch geringer sind die Erfolge der Schulmedizin im Bereich der Fehlregulationsschmerzen, ein breites Feld von Durchblutungsstörungen über segmentale Blockierungen bis hin zu seelischen Basiskonflikten. Hier werden die Anwendungen der Schulmedizin in der Wirkung meist von naturheilkundlichen Methoden ausgestochen.

Gering: Erfolge der Schulmedizin im Bereich der Fehlregulationsschmerzen

Wenn Sie Schmerzen haben, müssen Sie sich also auf dem Weg zu einer effektiven Therapie die Frage stellen, ob es sich um einen Entzündungsschmerz, einen Nervenschmerz oder um einen Fehlregulationsschmerz handelt. Entzündungsschmerzen entstehen bei Gewebsschädigung mit Entzündungsreaktion. Nervenschmerzen entstehen durch Nervenverletzungen durch Dehnung oder Zerrung, Röntgenstrahlen, Chemotherapie und Nerveninfektionen. Fehlregulationsstörungen sind weitaus am häufigsten und entstehen durch Verkrampfung und Verspannungen, körperliche Fehlhaltungen und seelische Konflikte.

Um was für eine Art Schmerz handelt es sich?

Es lohnt sich auch, darüber nachzudenken, wo die Schmerzen entstanden sind. Gewebsschmerzen treten blitzartig auf, meist am Ort einer Verletzung. Wenn man den schmerzenden Körperteil hält, ist der Schmerz besser. Eingeweideschmerzen sind weniger genau lokalisierbar und beeinflussbar. Herzschmerzen strahlen mitunter in eine Schulter oder den Rücken aus und bessern sich nicht durch Veränderung der Körperhaltung. Knochenschmerzen sind dumpf und genau abgrenzbar. Neuralgische Schmerzen sind stechend wie von einem Stromschlag. So weit die Essentials zur Beurteilung eines Schmerzes.

Fallbeispiel Fehlregulationsschmerz »steifer Nacken«: Ursachen, Abläufe, Heilmethoden

Kehren wir zum Beispiel des jungen Mannes zurück, der gerade eine schöne romantische Nacht am See verbracht hat. Psychische Probleme dürfte er eigentlich nicht haben, er ist sorgenfrei und glücklich. Jung ist er auch, sodass ihn gar kein »Zipperlein« plagen kann. Knochen und Gelenke sind gesund, trotzdem hat er Schmerzen. Er leidet unter einer segmentalen Störung. Diese segmentale Störung, die der Chirotherapeut mit einem Ruck lösen kann, ist eine Art Energiestau. Der Neurologe kann mit diesem Begriff nichts anfangen, wird aber gerne zugeben, dass die Störung im Ausbreitungsgebiet eines Wirbelnervs besteht. Dort bemerkt er auch Muskelverspannungen und Bindegewebsverquellungen. Neurologen reden gerne von Regelkreisen und in vielen Büchern zu dem Thema findet man die Vorstellung, Fehlschaltungen von Nervenzellen im Rückenmark würden wieder auf die Muskeln rückkoppeln und eine Zunahme der Muskelverspannung erzeugen, die wiederum den Nervenzellen das Signal gibt, stärkere Muskelverspannungen auszulösen. Tatsächlich lehrt uns die Erfahrung, dass ein steifer Nacken nicht immer steifer wird und dass dieses

Segmentale Störungen – eine Art Energiestau

Fallbeispiel Fehlregulationsschmerz »steifer Nacken«

Konzept auf dieser mechanistischen Ebene wohl nicht stimmen kann.
Und doch ist es offenbar so, dass ein gestörter Regelkreis auf höherer Ebene vorliegt. Die Abkühlung im Nacken oder die ungewohnt harte Unterlage für den Kopf setzen starke Reize, denen die Regelmechanismen der Nervenzellen im Rückenmark nicht gewachsen sind. Sie werden davon überflutet und arbeiten ungenauer. Das Ergebnis dieser fehlerhaften Interpretationen sind fehlerhafte Signale für die Muskeln, Gefäße und das Bindegewebe in den zuständigen Bereichen. Die Muskeln verspannen sich, die Gefäße werden unzureichend durchblutet und das Bindegewebe quillt aufgrund einer Abflussstörung im Bereich der Lymphgefäße auf.
Beim morgendlichen Erwachen hören diese starken Reize auf. Die Kälte der frühen Morgenstunden weicht der Wärme eines sonnigen Tages. Die während des Schlafes verdrehte Haltung des Kopfes auf der harten Unterlage, verstärkt durch die Erschlaffung der Muskeln, weicht der normalen aufrechten Kopfhaltung im Wachzustand. Damit sind die schädlichen Reize auf die Nervenzellen des Rückenmarkes beendet, der Regelkreis der Selbstheilung aber läuft so langsam, dass der junge Mann wohl zwei bis drei Tage warten müsste, bis die »Blockierung« aus diesem Segment gewichen ist.
Nun kann man versuchen, durch einen Wärmereiz – zum Beispiel durch Auflegen eines Heizkissens oder einer Wärmeflasche auf dem Nacken – den Nervenzellen gegensätzliche Signale zu übermitteln, um den Prozess der Selbstheilung zu beschleunigen. In der Regel funktioniert das ganz gut, vor allem hat es eine rasche schmerzlindernde Wirkung. Warum eigentlich? Die segmentale Störung ist doch noch vorhanden,

Der Regelkreis der Selbstheilung läuft oft langsam

Die Schmerzmittel-Lüge

warum reagiert denn der Schmerz so günstig? Zwar verschwindet er nicht ganz, aber es ist uns leichter.

Die Antwort liefert den ersten wesentlichen Einblick in den Schmerz. Er zeigt einerseits, dass das Großhirn, der Sitz unserer Identität, Einfluss auf die Schmerzwahrnehmung hat. Etwas gegen den Schmerz zu tun, sich etwas Gutes zu tun, nämlich der schmerzenden Stelle angenehme Wärme zu »gönnen«, ist einer von mehreren Einflüssen auf die fehlschaltenden Nervenzellen des Rückenmarks. Es gibt eine Verbindung zwischen oben – Verstand, Gedanken – und dem Schmerzempfinden. Diese kommt allerdings nicht auf einer rein geistigen Ebene zustande. Man kann dem Schmerz nicht seinen Willen aufzwingen, aber ihn unterschiedlich verarbeiten.

> *Es gibt eine Verbindung zwischen oben – Verstand, Gedanken – und dem Schmerzempfinden*

Denn genauso wie das Großhirn Schmerzimpulse empfängt, kann es diese auch verschieden verarbeiten. Nehmen wir ein kleines Kind, das aus Tollpatschigkeit gestürzt ist und sich aufgeschürft hat. Es spürt den Schmerz, blickt sich nach seiner Mutter um und überprüft, was die davon hält. Es ist immer wieder erstaunlich zu beobachten, wie verschieden diese Reaktion sein kann – und dementsprechend auch die Schmerzreaktion des Kindes. Wird der Fall sachlich und wie nebenbei abgehandelt, wendet sich das Kind bei einer Ablenkung sofort wieder anderen Dingen zu und ignoriert den Schmerz. Wird es bedauert, heult es sich einmal ordentlich aus. Wird es geschimpft, kann es Schimpf und Schmerz zusammen so verarbeiten, dass es den Schmerz verbirgt und für sich selbst abhandelt oder noch lauter brüllt vor Schmerz und Nichtverstandensein.

Ein Bekannter, der eine Diplomatenschule in Japan besucht hatte, erzählte mir einmal, wie die anderen Kin-

Fallbeispiel Fehlregulationsschmerz »steifer Nacken«

der in so einer Situation sich hinhockten, die schmerzende Stelle hielten und leichenblass dasaßen, bis der Schmerz wieder abgeklungen war. Offenbar war Schmerz eine Sache, von der sie wussten, dass sie selbst geregelt werden muss.

Ein anderes Beispiel: Soldaten im Krieg berichten oft, dass sie im Kampfgetümmel Verletzungen gar nicht gespürt haben und erst in der Ruhephase bemerkten, als sie zu sich kamen. Der Einschuss mochte noch so starke Impulse feuern, der Schmerz hatte in dem Augenblick keinen Platz im Verarbeitungsbereich Großhirn.

Wir kennen Menschen, deren Körper einen einmal empfangenen Schmerz Jahre und Jahrzehnte speichern kann. In unserer Praxis gibt es eine junge Frau, die vor Jahren eine Verbrühung erlitt. Die betreffenden Hautareale schmerzen trotz oberflächlicher Abheilung bis zum heutigen Tag. Andere Menschen mit den gleichen Verbrühungen erleben sie als Bagatelltrauma, das schon nach wenigen Tagen vergessen ist.

Wir kennen Menschen, deren Körper einen einmal empfangenen Schmerz Jahre und Jahrzehnte speichern kann

All diese Reaktionsformen sind Beispiele dafür, dass wir keine Maschinen sind, die reflexartig reagieren, sondern dass wir Reize, die wir aus bestimmten Körperregionen empfangen, im Großhirn individuell umformen. Das Gehirn ist der Meister. Wer beim Basketball einen Schlag auf den Kopf bekommen hat, vergisst ihn schnell, wenn er danach einen spielentscheidenden Korb wirft.

Jeder verarbeitet Reize anders

Legen wir nun die Wärmeflasche auf den steifen Nacken, dann tun wir uns etwas Gutes und bereiten das Großhirn dabei darauf vor, den Schmerz erträglich finden zu wollen. Zusätzlich vermitteln wir den Schmerzrezeptoren im Nacken einen angenehmen Wärmereiz, der sich den Schmerzreizen, die ins Gehirn fortgeleitet werden, beimischt und ihre Botschaft relativiert. Je nachdem, wie sehr man die Zahl angenehmer Reize verstärken kann, wird es über kurz oder lang zu einem Überlagerungseffekt kommen, der die Schmerzbotschaft ganz aufhebt.

Wenn der Chirotherapeut bei einer segmentalen Störung unter leichtem Zug einen augenblickslangen Bewegungsreiz auf das Gewebe ausübt, wird dieser Heilungsprozess drastisch beschleunigt. Der Vorgang ist vergleichbar mit dem Ausschalten eines Computers, dessen Programm »abgestürzt« ist. Man würgt alle Reize völlig ab und fährt den Computer neu hoch. Diese Reaktion findet in der Haltemuskulatur des Kopfes statt, die für Sekundenbruchteile völlig erschlafft, worauf jede Muskelfaser ihre Spannung von Grund auf neu einstellen muss. Auch die Nachrichten aus dem Bindegewebe an das Rückenmark werden durch den Dehnungsreiz, der ja im Bereich der Wirbelgelenkskapseln sogar einen knackenden Ton auslöst, wie durch einen Lichtblitz überlagert.

Durch Chirotherapie kann der Heilungsprozess beschleunigt werden

Nach diesem Auf-Null-Stellen »horchen« die Nervenzellen auf Nachrichten aus dem Gewebe und merken, dass nichts kommt. Wurde durch irgendeinen Schlag oder eine Verrenkung ein Gewebeschaden verursacht, oder liegt eine Entzündungsreaktion vor, so wird die Chirotherapie nur vorübergehend, vielleicht nur sekundenlang schmerzlindernd wirken. Ist das Gewebe aber an sich gesund und entpuppt sich der steife Nacken als reine Schimäre, nämlich als Reaktion auf eine Fülle von Fehlinterpretationen von Reizen, die längst nicht mehr gegeben sind, dann ist der Patient geheilt.

Wenn Sie das nächste Mal Kopfschmerzen haben, dann befühlen Sie doch einmal die Kopfhaut und

Fallbeispiel Fehlregulationsschmerz »steifer Nacken«

suchen nach punktförmigen, besonders schmerzhaften Stellen. Dabei wird Ihnen auffallen, dass auf der Seite, auf der der Schmerz sitzt, diese Punkte besonders aktiv sind. Nun versuchen Sie, diese Punkte zu massieren, gegen den Schmerz ankämpfend. Zu Beginn scheint das fast unerträglich. Hat man es einige Minuten gemacht, hört man damit auf und zieht Bilanz. Da stellt man zu seiner Überraschung fest, dass der Kopfschmerz insgesamt nachgelassen hat.

Schmerzpunkte massieren

Die segmentale Störung im Nackenbereich, die diesen Kopfschmerz in der Regel bedingt, ist zwar immer noch da, aber sie ließ sich über die Schmerzpunkte beeinflussen, ließ sich dadurch quasi »anzapfen«.

Großes Erstaunen, wenn man nun in ein Akupunktur- oder Akupressurlehrbuch schaut. Die Punkte, die man gerade tastend kennen gelernt hat, sind dort verzeichnet und gehören nach der chinesischen Heillehre zu den so genannten Meridianen, also Energiebahnen, die den Körper von oben nach unten, das heißt der Richtung der Nervensegmente gerade entgegengesetzt, durchziehen.

Die Punkte des stärksten Kopfschmerzes liegen grob gesprochen auf den Schnittpunkten zwischen den Meridianen und den eher scheibenförmigen Ausbreitungsgebieten der Segmentalnerven. Wenn man die Schmerzpunkte aller gestörten Segmente auf einem Körpermodell einzeichnet, erhält man das Schema der Meridiane. Natürlich ist die Übereinstimmung nicht vollkommen und natürlich gab es im alten China noch eine Unzahl anderer Punkte, die zum Aufbau des Meridianschemas herangezogen wurden. Und doch zeigt das Beispiel, dass Schmerzen in China vor dem Beginn unserer Zeitrechnung ernst genommen wurden.

Die Geschichte des Schmerzes – zum unterschiedlichen Umgang mit Schmerzen

In unseren Breiten sind Schmerzen lange Zeit nicht ernst genommen worden. Zur Zeit der Kreuzzüge hatten in Europa noch Ärzte das Sagen, die »Psychotherapie« betrieben, indem sie ihren Patienten bei lebendigem Leib den Schädel aufmeißelten oder ihm ein Kreuz in die Kopfhaut schnitten. Sie ließen zur Ader und führten bei Wundeiterungen Amputationen durch. Über Schmerzen wurde dabei nicht gesprochen. Wenn man ältere Folianten durchblättert, fällt einem auf, dass bis in die Neuzeit hinein der Schmerz relativ wenig thematisiert wird. Von Zahnschmerzen ist sehr viel die Rede, und von Herzschmerzen, wenn man sich verliebt. Man kennt die Bilder von geschwollenen Backen, die mit einem Kopftuch bedeckt werden, und die Gestik des Hand-auf-die-linke-Brustseite-Legens. Es war eine Zeit, in der man sich eher vor Hunger als vor Bauchschmerzen krümmte.

Über Schmerzen wurde früher nicht gesprochen

Der muslimische Gelehrte Avicenna unterschied 1000 n. Chr. bereits 15 verschiedene Schmerzarten und verwendete Opium, das als Schmerzmittel im mittelalterlichen Europa noch nicht bekannt war. Dadurch war die arabische Heilkunst der europäischen Medizin über Jahrhunderte hinweg weit überlegen. Nach den Worten des Propheten Mohammed lag Heilung allerdings ausschließlich im Willen Gottes. Wer diesen Willen verletzte, litt entweder selbst unter Schmerzen oder verursachte sie in anderen. Ein gerechtes Leben bewahrte die Gemeinde der Gläubigen vor Schmerzen, und wer sie trotzdem hatte, scheute oft den Gang zum Arzt, um nicht möglicherweise als Sünder dazustehen.

Heilung lag im Willen Gottes

Zum unterschiedlichen Umgang mit Schmerzen

Massagesalons findet man unweigerlich in Hochkulturen. Das gilt schon für das alte Ägypten, lange vor Beginn unserer Zeitrechnung, aber auch für die Griechen und die Römer. Sie litten unter Kopf- und Rückenschmerzen. Unsere Vorfahren dagegen scheinen den Rückenschmerz wenig gekannt zu haben. Die warmen Erdquellen nutzte man in unseren Breiten erst, als uns die Römer darauf aufmerksam gemacht hatten. Überhaupt scheint es in einer von Gottesgnadentum regierten Welt, in der die Gesellschaft streng in Stände eingeteilt war, wenig Schmerzen gegeben zu haben oder es ist wenig davon überliefert.

Unsere Vorfahren scheinen den Rückenschmerz wenig gekannt zu haben

Allerdings muss man bei dieser Analyse berücksichtigen, dass im christlichen Abendland der Körper, der »Bruder Leib«, nur eine belanglose Hülle für die unsterbliche Seele war. Augustinus sprach dem Körper jede Bedeutung ab, als er formulierte: »Es gibt keinen Schmerz des Leibes, nur der Seele. Denn der Seele ist es eigentümlich, Schmerz zu empfinden, nicht dem Leib.« Und diese Seele konnte ihren Schmerz jederzeit bei Gott abladen, denn Schmerz konnte nur aus Sünde entstehen, und war die Sünde gebeichtet, endete auch der Schmerz. Was in unseren heutigen Ohren unglaubwürdig klingt, kann man in anderen Kulturen auch heute noch betrachten, wenn zu bestimmten Feiertagen junge Männer sich im spirituellen Rausch Stichwunden oder Schnittwunden beibringen, die sie in ihrer Verzückung nicht spüren und auch später nicht beklagen.

Die Seele konnte ihren Schmerz jederzeit bei Gott abladen

Von der Migräne z. B. ist bei uns erst die Rede, seitdem es Wohlstand für breitere Volksschichten gibt. Im 19. Jahrhundert hatten nur die Ehefrauen wohlhabender Bürger Migräne, ein Phänomen, das durch die Weltkriege rasch verschwand. Im 20. Jahrhundert kam die Migräne als Massenphänomen erst in den Fünfzigerjahren auf und scheint heute schon einem Großteil der Schulkinder bekannt zu sein. Dass Kinder Kopfschmerzen haben können, hat sich überhaupt erst vor einigen Jahren herumgesprochen. Ein später Bewusstwerdungsprozess oder gab es diese Schmerzen früher wirklich nicht? Im Kern geht es wohl um den Anspruch, den man an das Leben stellt.

»Knocheneinrenker«, »Knochenbrecher« oder »Knocheneinrichter« – die heutigen Chirotherapeuten scheint es dagegen in unseren Breiten seit Urzeiten gegeben zu haben. Sie halfen einem dann, wenn man sich »verrenkt« hatte. Im bürgerlichen Beruf machten sie etwas anderes. Ich habe mich lange gefragt, warum sich das »Einrichten« von Knochen so lange außerhalb der etablierten Medizin gehalten hat. Warum blieb es in den Händen von Praktikern, die für ihre Kunst, die sie in der Regel aus den Händen eines väterlichen Freundes empfangen hatten, keine Theorien entwickelten? Warum waren sich die Adeligen, die auf ihren Schlössern hockten, zu fein, um sich mit diesen kleinen Handkniffen wieder aufhelfen zu lassen? Lieber hockten sie mit Leichenbittermienen in Rollstühlen.

Man wollte sich nur von Menschen helfen lassen, die gesellschaftliche Hochachtung besaßen

Die Antwort liegt darin, dass die Schulmedizin – die an den Universitäten gelehrte, aus griechischen und arabischen Schriften gezogene Weisheit – von gestörten Körpersäften als Ursache aller Krankheiten sprach und darauf ihre Heilungsmethoden aufbaute. Das heißt, man wollte sich nur von Menschen helfen lassen, die gesellschaftliche Hochachtung besaßen. Und diese Methoden vermittelten einem die Organlehre. Schlechte Säfte entstehen durch kranke Organe. Sie brachten den Patienten das Vokabular bei, mit dem man Schmerzen äußern konnte, und folgsam sprachen die dann auch von »Herzschmerzen«, »Leberkoliken«, »Gallenkoliken« oder »Nierenkoliken« und wären nie auf die Idee gekommen, von Verrenkungen faselnd zum Knocheneinrichter zu gehen.

Die Organlehre reicht ja bis in unsere Zeit. Das hat damit zu tun, dass es tatsächlich Schmerzen gibt, die von diesen Organen ausgehen, und wenn das der Fall sein sollte, gehört so jemand dann auch ins Krankenhaus. Die Realität allerdings zeigt, dass in der Klinik in 90% der Fälle apparatetechnisch kein krankhafter Befund erhoben werden kann. Die betroffenen Organe sind gesund. Die Therapie allerdings bleibt darauf ausgerichtet, dass es sich trotzdem um eine Störung dieses Organs handeln oder gehandelt haben könnte. Also werden Herzkranzgefäße erweitert mit Mitteln, die natürlich alle Gefäße des Körpers erweitern und deshalb zusätzlich zu den »Herzschmerzen« noch Kopfschmerzen hervorrufen. Oder es wird Eingeweidemuskulatur zum Erschlaffen veranlasst mit Mitteln, die glatte Muskulatur im Allgemeinen zum Erschlaffen bringt. Beim Auge verursacht das Sehstörungen, in der Speiseröhre Schluckstörungen, im Magen-Darm-Bereich Durchfall oder Verstopfung. Mit all dem beseitigt man nicht die Ursache der Schmerzen, schafft allerdings Spielraum für Spontanheilung. Manchmal sind deshalb nach einigen Tagen Krankenhaus der »Herzanfall« oder die »Nierenkolik« tatsächlich »behoben«.

Findet sich nun aber zufällig ein Chirotherapeut unter den Ärzten, ist es möglich, dass er in Sekundenschnelle Linderung verschafft. Allerdings tut er das unter hohem professionellen Risiko: Zum einen verlässt er damit die Schulmedizin der Organ- und Säftelehre und stellt sich auf eine Ebene mit Tischlern oder Schafhirten und

Die Organlehre

Oft kein krankhafter Befund

ihren unsäglichen Kniffen. Zum anderen wird er für dergleichen Interventionen nicht bezahlt, die ja auch nicht ganz ohne Risiko sind. Und noch dazu erwartet ja auch der Patient, dem es um sein Leben geht, dass er zuerst einmal einen Herzinfarkt ausschließt oder verhindert, anstatt an seinem Rücken »herumzumachen«.

Shakespeares Erkenntnisse über den Schmerz haben eine erstaunliche Aktualität

Shakespeares Erkenntnisse über den Schmerz

1. Wer Schmerzen hat, will richtig verstanden sein

Wer Schmerzpatienten Ratschläge gibt, erlebt oft eine Reaktion, wie sie William Shakespeare in »Und der Rest ist Schweigen« seinen Leonato formulieren lässt:

»Spare deinen Rat!
Er fällt so fruchtlos in mein Ohr, wie Wasser
Ein Sieb durchströmt. O gib mir keinen Rat!
Und keinen Tröster lass mein Ohr erquicken,
Als solchen, dessen Schmerz dem meinen gleicht. –«

Wer Schmerz fühlt, will richtig verstanden sein. Hilfe erwartet er sich nur von einem, der diesen Schmerz kennt und ihn schon überwunden hat.

2. Ähnliches heilt Ähnliches

Der englische Barde scheint gewisse Kenntnisse im Bereich der Schmerztherapie aufgewiesen zu haben. In »Romeo und Julia« stoßen Pflanzenheilkunde und eine Art Homöopathie aufeinander. Romeo hat Liebeskummer, und Benvolio empfiehlt ihm, »Ähnliches durch Ähnliches« zu heilen, nämlich seinen Liebeskummer durch einen Flirt mit

Zum unterschiedlichen Umgang mit Schmerzen

einer anderen Frau abzuschwächen: »Eine Hitze treibt die andre aus, und die Pein eines Schmerzens wird durch einen andern Schmerz vermindert; wenn dir taumlicht ist, so hilfst du dir damit, dass du dich wieder zurück drehest, und deiner hoffnungslosen Liebe kann nicht besser als durch eine neue geholfen werden.« Romeo entgegnet spöttisch: »Wegbreit-Blätter sind unvergleichlich für das.« Sein Kummer kann nicht mit Wässerchen oder Pflänzchen gelindert werden. So nimmt die Tragödie ihren Lauf. Vielleicht wäre es besser gewesen, er hätte Benvolios Rat angenommen.

3. Schmerzen entstehen aus Betroffenheit
Schmerzen sind immer persönlich. Wirklich »gehört« einem der Schmerz aber nur, wenn man auch der Betroffene ist. Das heißt aber nicht, dass nicht auch Beteiligte leiden.
Wahrscheinlich gibt es kein größeres Unglück als das des schottischen Adeligen Macduff in »Macbeth«, der erfahren muss, dass seine Familie ermordet wurde. Der Bote, der diese schlechte Nachricht überbringt, ist sich darüber klar, dass sie Schmerzen verursachen wird, und merkt vor ihrer Übermittlung an, er selbst würde seine Empfindungen »lieber in eine einöde Wüste hineinheulen«. Sein Herr fragt ihn, ob es »ein besonderer Schmerz« sei, der »irgendeiner einzelnen Brust zugehört«, demnach persönlich und ohne Bedeutung für andere. Der Ritter verneint. Nein, es ist nur der Schmerz, den er dem anderen zufügen muss. Nachdem er seinem Herrn dann die schlechte Nachricht übermittelt hat, bleibt Mac-

Schmerzen sind immer persönlich

duff stumm, und das so lange, bis sein Vetter Malcom ihn anschreit: »Gebt eurem Schmerz Worte! Ein stummer Schmerz presst seine Klagen in das Herz zurück und macht es brechen!« Wir lernen daraus: Unglück erzeugt in Menschen Schmerzen, und das nach der Abstufung persönlicher Betroffenheit. Wer darüber spricht, gibt den Schmerz wieder zurück in die Öffentlichkeit und verschafft sich damit eine gewisse Erleichterung.

Schlaf heilt Schmerzen

4. Schlaf heilt Schmerzen

Ein großer Heiler ist der Schlaf. Wenn er fehlt, kommt alles aus dem Lot, und eine effektive Schmerztherapie ist unmöglich. Das erfährt Macbeth, den das schlechte Gewissen über die Morde quält, als er seiner Frau klagt:

»Es war, als hört' ich rufen: Schlaf nicht mehr!
Den Schlaf ermordet Macbeth, den unschuld'gen
Den arglos heil'gen Schlaf, den unbeschützten,
Den Schlaf, der den verworrnen Knäul der Sorgen
Entwirrt, der jedes Tages Schmerz und Lust
Begräbt und wieder weckt zum neuen Morgen,
Das frische Bad der wundenvollen Brust,
Das linde Öl für jede Herzensqual,
Die beste Speise an des Lebens Mahl!«

5. Der größte Schmerz ist das Bewusstsein unserer Sterblichkeit

In seinem 64. Sonett nennt Shakespeare das Bewusstsein, selbst sterblich zu sein und dass alles Heulen und Zittern zwecklos war, den »tödlichen Schmerz«. Es ist das Beben des Bewusstseins vor der Unvermeidlichkeit des Todes.

Fallbeispiel: Chirotherapeutische Maßnahmen – Verdacht auf akuten Herzinfakt

Mitunter vertrete ich einen Kardiologen in seiner Praxis. Am bezeichneten Tag arbeiteten wir parallel, als ein vierzigjähriger Patient mit der Verdachtsdiagnose akuter Herzinfarkt als Notfall von Sanitätern auf der Liege hereingebracht wurde. Er war leichenblass, kaltschweißig und so unruhig, dass er nicht ruhig liegen konnte. Das Ekg zeigte die typischen Erregungsrückbildungsstörungen eines Innenschichtinfarktes. Wie mir die Helferinnen ausrichten ließen, sollte ich nur ganz kurz mit dem Ultraschallgerät das Herz untersuchen, um zu sehen, wie groß der Schaden sei. Dann war der sofortige Abtransport in die Klinik vorgesehen, die Sanitäter warteten draußen.

Da sich der Patient unterdessen wegen seiner Schmerzen weigerte, sich auf die Untersuchungsliege zu legen, schlug ich ihm vor, zuerst etwas gegen den Schmerz zu tun, ein kleiner Handgriff am Rücken auf der Mitte der Brustwirbelsäule. Gesagt, getan. Es knackte mehrmals und im selben Moment spürte der Patient eine völlige Erleichterung. Sein Gesicht färbte sich rosig und er wurde ruhig. Er wischte sich den Schweiß ab und legte sich, während er mir aufgeregt von dieser plötzlichen Verbesserung erzählte, auf die Bank.

Auch bei dem Verdacht auf akuten Herzinfarkt konnten chiropraktische Maßnahmen helfen

Der Ultraschallbefund war normal, alle Abschnitte des Herzens zogen sich kräftig und harmonisch zusammen. Mittlerweile tauchte mein Kollege im Untersuchungszimmer auf und fragte: »Wo ist der Patient?« Er konnte mit dem lammfromm neben mir Liegenden nichts mehr assoziieren. Er erkannte den, den er im Ekg gerade noch als schockig erlebt hatte, nun nicht mehr.

Die Schmerzmittel-Lüge

Zu dem Zeitpunkt hatte er mit dem Patienten wegen seiner Schmerzen auch nicht sprechen können. Wir wiederholten das Ekg und es hatte sich normalisiert.

Nun war der Augenblick für ein Gespräch unter Ärzten gekommen. Der weit erfahrenere Kollege, ein weithin anerkannter Herzspezialist, hatte Schwierigkeiten, das Geschehen einzuordnen. Er vermutete, es sei wohl zu einer spontanen Auflösung des Blutgerinnsels gekommen, das das Herzkranzgefäß verstopft hatte. Dass ich zugleich am Rücken etwas getan hatte, mochte eine gewisse Wirkung gehabt haben, aber kausal für die Heilung konnte es nicht gewesen sein. Ich nickte und meinte, dass man selbstverständlich den bereits angemeldeten Krankentransport in die Klinik durchführen solle und dass die schon vorgesehene Herzkatheteruntersuchung zweifellos berechtigt sei. Denn es ging um einen Patienten, der Risikofaktoren für Herzinfarktgefährdung aufwies und dessen Herzkranzgefäße überprüft werden mussten.

Ein Krampf der Herzkranzgefäße hatte ja in jedem Fall vorgelegen, womöglich auch ausgelöst durch ein kleines Gerinnsel, das sich zwischenzeitlich schon aufgelöst hatte. Allerdings hatte das wohl schon stattgefunden, bevor der Patient in unsere Praxis kam, und der verbleibende Gefäßkrampf wie auch der starke Schmerz im Rücken waren nur noch Ausdruck einer segmentalen Störung, die dann ja auch mithilfe eines Griffes gelöst werden konnte. Die Situation ist vergleichbar mit dem steifen Nacken, wenn man einen Zug bekommen hat. Der Kältereiz ist längst verschwunden, aber die Steifigkeit ist noch da.

Es ist also durchaus möglich, dass Rückenbeschwerden Ausdruck von Durchblutungsstörungen des Herzens sind. Umgekehrt ist es ebenso möglich, dass Rücken-

> *Der verbleibende Gefäßkrampf wie auch der starke Schmerz im Rücken waren nur noch Ausdruck einer segmentalen Störung*

beschwerden Durchblutungsstörungen des Herzens verursachen. Beide sind Teile gemeinsamer Segmente. Gibt es aber Hinweise dafür, dass verkalkte Herzkranzgefäße vorliegen, wird es immer die Aufgabe des Herzspezialisten bleiben, Störfaktoren in dem Bereich auszuschließen oder in Schach zu halten. Es war mir zwar durch die Deblockierung gelungen, vorübergehend gestörte Regelkreise der Durchblutung im Bereich des Brustkorbs und somit auch des Herzens wieder zu normalisieren. Trotzdem war eine neuerliche Blockierung aufgrund der schlechten Herzdurchblutung vorhersehbar. Diese Vermutung hat sich dann im Herzkatheter bestätigt. Trotzdem würden sich im Notfallgeschehen oft intensivmedizinische Maßnahmen verhindern lassen – durch einen einfachen Handgriff, der von jedem Arzt in fünf Minuten erlernbar wäre. Man könnte Kosten sparen und auch mit Medikamenten, die Schwindel, Übelkeit und Schläfrigkeit hervorrufen, zurückhaltender sein. Es werden weltweit im Jahr viele Millionen dafür ausgegeben, Herzkranzgefäße mit Medikamenten zu entspannen und trotzdem erreicht man damit nicht den segmentalen Schmerz, den man kostenlos beseitigen könnte.

Im Notfallgeschehen würden sich oft intensivmedizinische Maßnahmen verhindern lassen – durch einen einfachen Handgriff

Wie wir unseren Schmerz »besitzen« und frei über ihn verfügen können

Kehren wir zu den Reichen in ihren Landhäusern zurück, die lieber in Rollstühlen sitzen, als Naturheiler zu rufen, die sie zurück in die Gesundheit »knacken«. Das hat, wie gesagt, etwas mit Standesbewusstsein zu tun. Außerdem aber auch mit dem Selbstbewusstsein des Kranken: Er besitzt den Schmerz und will ihn nicht an jeden Dahergelaufenen »abgeben«. Der Schmerz ist Teil eines Gedankengebäudes, das der Kranke entwickelt hat.

Zum Beispiel kann er sich einbilden, eine unheilbare Krankheit zu haben und denkt nur an diese Unheilbarkeit. Vor dieser Bedrohung ist der Schmerz dann nur ein Anhängsel. Oder er kann sich einbilden, eine so komplizierte Krankheit zu haben, dass sie nur von einem Weisen, einem Erlöser, verstanden und geheilt werden kann. Oder er will die Krankheit genauso besitzen wie den Schmerz und zieht Krankheit und Schmerzen der Gesundheit vor.

> *Wir besitzen unseren Schmerz und können über dieses Besitztum frei verfügen*

Dieser Gedanke führt mich zum zentralen Gedanken dieses Buches: Wir besitzen unseren Schmerz und können über dieses Besitztum frei verfügen. Das hat nichts mit eingebildeten Schmerzen zu tun. Kein Schmerz kann eingebildet, höchstens vorgetäuscht werden. Wer ihn hat, der besitzt ihn wirklich und kann ihn nicht einfach wieder verlieren. Er verliert ihn nur durch einen Heilungsprozess und nicht durch Willkür.

Im Grunde genommen ist der Schmerz eine Aufgabe, die man bewältigen muss. Wie auch sonst im Leben, kann man manche Aufgaben aussitzen. Man wartet einfach einmal ab – nach dem Prinzip: Die Krankheit ist von selbst gekommen, also kann sie auch von selbst wieder gehen. Dass Krankheiten, die sich einmal eingenistet haben, selten wieder von selbst verschwinden, sagt uns allerdings die Lebenserfahrung.

Nun ist es so, dass wir zum Schmerz eine eher kindlich-naive und eher von Unwissen geprägte Einstellung haben. Wir kennen die Schmerzen, die wir schon als Kinder kannten. Es waren entweder Verletzungen von außen oder organische Fehlfunktionen von innen, die sie verursachten. Was wir als Kinder nicht wussten, ist,

dass man mit starken organischen Veränderungen völlig schmerzfrei leben kann.
Normalerweise gehen wir davon aus, dass uns die »Verschleißerscheinungen« der Wirbelsäule so starke Probleme machen. Jeder anständige Orthopäde, der von »Verschleißerscheinungen« spricht, wird in einem Nebensatz zugeben, dass die Wirbelsäulenveränderungen, die er da am Röntgenschirm beschreibt, mit den Schmerzen überhaupt nichts zu tun haben müssen. Beim 20-jährigen Leistungssportler findet man diese Erscheinungen aufgrund der verstärkten Beanspruchung der Wirbelsäule durch die Muskulatur. So wie die Muskelmasse zunimmt, nehmen auch die Verstärkungszeichen der Wirbelsäule zu – und um nichts anderes handelt es sich.
Wenn im Alter »Verschleißerscheinungen« die Wirbelsäule zunehmend abstützen und die einzelnen Wirbel miteinander verbinden, hat das damit zu tun, dass die zurückgehende Muskelmasse nicht einmal mehr dafür ausreicht, die Wirbelsäule gut abzustützen. So verhärtet sich die Wirbelsäule, wird unflexibler, aber auch stabiler. »Ja«, müsste so ein Orthopäde eigentlich sagen, »sie haben zwar Verstärkungszeichen der Wirbelsäule, aber die reichen wohl nicht aus, Ihre segmentalen Störungen zu verhindern. Warum sie die bekommen, darüber müssen wir nun genauer reden.«

Man kann mit starken organischen Veränderungen völlig schmerzfrei leben

Schmerz hat ein schlechtes Prestige

Es ist gar nicht so einfach, über Schmerzen zu reden, wenn man bedenkt, was für ein schlechtes Prestige der Schmerz in unserer Kultur hat. Dadurch, dass fast jeder

Die Schmerzmittel-Lüge

von uns immer wieder einmal an Schmerzen leidet, darf es nicht verwundern, dass die Klage über Schmerzen Bestandteil eines Großteils der Gespräche ist. Der eine klagt über das Schicksal, das ihn da befallen hat. Der andere konzediert ihm zwar, dass er unschuldiges Opfer böser Machenschaften ist, hat aber eigentlich für ihn wenig Verständnis. Am liebsten wäre es ihm, der andere würde die Klappe halten. Schließlich hat er selbst Schmerzen, ist selbst unschuldiges Opfer böser Machenschaften, aber wenigstens klagt er nicht darüber.

Der Schmerz ist also so natürlich wie das Leben?

Der Schmerz ist also so natürlich wie das Leben. Wer Pech hat, hat mehr Schmerzen. In unserer Gesellschaft ist es aber ziemlich uncool, darüber offen zu reden. Wer jammert, nervt. Heißt es im Sprichwort, man solle besser schweigend genießen, heißt es im täglichen Leben: Schweige darüber, dass du nicht genießt.

Der römische Geschichtsschreiber Tacitus hielt um 100 nach Christus bezüglich des Umgangs der Germanen mit Trauer und Schmerz verwundert fest, dass dort prunkvolle Begräbnisse gemieden würden und dabei von den Hinterbliebenen ihr seelischer Schmerz kaum laut geklagt werde. Das habe aber nichts mit Gefühllosigkeit zu tun: »Jammer und Tränen wären nur kurz, aber Schmerz und Trauer lange.«

Schmerz als Chance?

Wenn man die Aphorismen deutscher Dichter und Denker durchgeht, fällt einem auf, dass sie dazu neigen, Schmerz nicht als Schicksal, sondern als Chance zu begreifen. Kleist merkte einmal an: »Der Schmerz macht, dass wir die Freude fühlen, so wie das Böse macht, dass wir das Gute erkennen.« Die Schriftstellerin Marie von Ebner-Eschenbach nannte den Schmerz gar den »großen Lehrer der Menschen« und huldigte ihm mit den Worten: »Unter seinem Hauche entfalten sich

Schmerz hat ein schlechtes Prestige

die Seelen.« Dass es damit beim Schmerzpatienten nicht weit her ist, fiel nicht nur Wilhelm Busch auf, der erkannte: »Mitunter sitzt die ganze (größte) Seele/ In eines Zahnes dunkler (kleiner) Höhle«, sondern auch Christian Morgenstern, als er unverblümt bekannte: »Das ist meine allerschlimmste Erfahrung: Der Schmerz macht die meisten Menschen nicht groß, sondern klein.« Diese Außenseiterstimmen scheinen sich nicht ganz durchgesetzt zu haben. In der Perspektive der Außenwelt sind die Deutschen traditionell ein Kriegervolk. Als »Sprachführer« des deutschen Soldaten fungierte in der ersten Hälfte des 20. Jahrhunderts der Schriftsteller Ernst Jünger, der in seiner Schrift »Über den Schmerz« im Jahre 1934 anmerkte: »Hier kann der Mensch an der Grenze, in Erfahrungen, die der Mensch normalerweise nicht mehr macht, zeigen, wer er ist. Schmerz ist das große, unveränderliche Maß und die stärkste Prüfung, an dem sich die Bedeutung des Menschen erweist.«

Militärische Eroberungen sind nur möglich mit Männern, die Schmerzen zu unterdrücken gelernt hatten. Machtausübung ist nur möglich, wenn man die Zähne zusammenbeißt und seinen Willen dem anderen aufzwingt. Der gute Soldat muss dazu imstande sein. Nicht zufällig hat trotz aller verlorenen Kriege der deutsche Soldat weltweit auch heute einen besonderen Nimbus. Im Dritten Reich gesellte sich dazu die Heimatfront. Auch dort wurden Zähne zusammengebissen und gekämpft. Es war keine Gesellschaft für Weicheier.

Wir sehen im Fernsehen Fußballstars, die bei Schmerzen wieder »fitgespritzt« werden und sind froh darüber, wenn sie dann wieder munter über den Platz laufen. Es sind Maschinen, die dann, wenn sie funktionieren,

> *»Das ist meine allerschlimmste Erfahrung: Der Schmerz macht die meisten Menschen nicht groß, sondern klein.«*

> *Machtausübung ist nur möglich, wenn man die Zähne zusammenbeißt*

Die Schmerzmittel-Lüge

Freude machen. Sitzt einer aber die ganze Zeit auf der Reservebank, weil er Wehwehchen hat, trifft ihn unsere geballte Verachtung.

Ganz ähnlich verhalten wir uns dann, wenn es um unsere eigenen Wehwehchen geht. Wir suchen die Pille, die es zu schlucken gilt, um wieder alles ins Reine zu bringen. Wir haben gesoffen und sind verkatert? Dann wird am nächsten Morgen Aspirin eingeworfen – eine Tablette für Weicheier, zwei für Ernsthafte, drei, wenn man ein wirklicher Mann ist. Mitunter laufen wirkliche Männer dann am Nachmittag so eines Aspirinüberdosis-Tages wegen Magenblutens ins Klinikum.

Wir sind geneigt, Schmerzen sehr lange nicht ernst zu nehmen

Wir sind geneigt, Schmerzen sehr lange nicht ernst zu nehmen. Dann aber, wenn wir von ihnen überwältigt werden, haben wir das Gefühl, unsere Lebensberechtigung (ein Begriff, der meines Wissens übrigens nur im Deutschen existiert) verspielt zu haben. Descartes hat gesagt: »Ich denke, also bin ich«. In Deutschland werden wir als Individuen erst geboren, wenn wir sagen können: »Ich arbeite, also bin ich.« Unser Leben beginnt und endet mit unserer Fähigkeit, auch etwas zu leisten. Dazu muss man sich mitunter stark »zusammenreißen«. Eigentlich teilt sich unsere Gesellschaft in die, die verlangen, dass man sich in bestimmten Situationen zusammenreißen muss und in die bitter lächelnden Mitglieder der »Gegenpartei«, die beim Wort »zusammenreißen« unwillkürlich zusammenzucken.

Wie sehr man sich hier auch zu anderen Zeiten zusammenreißen musste, zeigt das Faktum, dass die Deutschen über Jahrhunderte hinaus bekannt für ihre Badekuren waren. Wenn man schon einmal Urlaub machte, dann war das meist eine Kur. Man erholte sich dort vom Lebenskampf, ließ sich verwöhnen mit Massagen und in dampfenden Schwimmbecken, damit die verkrampf-

Schmerz hat ein schlechtes Prestige

ten Muskeln etwas aufweichten. Ähnlich ging es den Engländern. Auch sie, die Beherrscher der halben Welt, hatten großes Interesse an Badekuren und fielen durch ihre steife Oberlippe auf. All das sind Phänomene erfolgreicher Menschen, die ihren Körper dem Willen zum Erfolg opfern. Dabei ist Schmerz keine Kategorie, denn nur der Erfolg zählt. Bleibt der Erfolg aber aus, versinkt der gestrauchelte Erfolgsmensch im Schmerz.

Es lässt sich statistisch nachweisen, dass Oscar-Preisträger viereinhalb Jahre länger leben als andere Filmschauspieler. Wer den Oscar bekommen hat, hat sein Ziel erreicht. Er ist angekommen. Das macht ihn auch gesünder. Die tiefe innere Befriedigung dieses Erfolgs führt offenbar zur dauerhaften Ausschüttung von Endorphinen, und diese Schmerzkiller lassen einen ewig leben.

Erfolg macht gesünder

Ein Mensch mit dem Willen zum Erfolg muss allerdings auch häufig mit dem Schmerz leben. Tatsächlich ist es in meiner Praxis so, dass junge Menschen, die mich wegen Schmerzen aufsuchen, unweigerlich auch ehrgeizige Menschen sind. Ältere Menschen mit Schmerzen dagegen stehen oft vor dem Scherbenhaufen ihrer zerbrochenen Illusionen. Oder ihre Schmerzen sind Ausdruck der Tatsache, dass sie über lange Jahre stärker sein mussten, als sie wollten oder konnten. Ihr Ehrgeiz, das durchzustehen und sich über andere mit Leistung hinwegzusetzen, hat sie in Schmerzpatienten verwandelt. Das hat damit zu tun, dass sie trotzdem an ihren Ansprüchen gescheitert sind. Sie haben zwar durchgehalten, aber der Erfolg ist ausgeblieben. Ehrgeiz ist nämlich die Wurzel des Erfolgs ebenso wie die des Misserfolgs. Angst vor Misserfolg und die Erfahrung von Misserfolg – beides ruft Schmerzen hervor.

Angst vor Misserfolg und die Erfahrung von Misserfolg – beides ruft Schmerzen hervor

Die Schmerzmittel-Lüge

Der eine hat es im Kopf, der andere im Rücken. Das heißt, man bekommt den Schmerz entweder dort, wo der Wille zum Erfolg sitzt, oder dort, wo dieser Wille ertragen werden muss.

Das kann man schon eine Weile durchhalten und die Erfahrung zeigt, dass Unterdrückung von Schmerz durchaus ein erfolgreiches Konzept auf dem Weg zum Erfolg sein kann. Da kann man die Aussage Hillary Clintons als Beispiel nehmen, als sie im Juni des Jahres 2003 gefragt wurde, was sie tun würde, wenn sie ihre Partei trotz ihrer Weigerung zur Präsidentschaftskandidatur auffordern würde: »Ich würde ihnen sagen, sie sollen tief durchatmen, vielleicht zwei Aspirin nehmen und einmal gut darüber schlafen.«

Schmerz im Zusammenhang mit seelischen Konflikten ist selbstverständlich geworden

So scheinen es heute eine Menge Menschen zu machen, wenn Enttäuschungen drohen. Ohren anlegen und ein Produkt der Firma Bayer schlucken, und das in hoher Dosierung. So selbstverständlich ist Schmerz im Zusammenhang mit seelischen Konflikten geworden und ebenso selbstverständlich die Nichtbereinigung und Überdeckung dieser Konflikte mit schmerzstillenden Medikamenten.

Ein Mensch jedoch, dem die Erfolge fehlen, kann seinen Körper nicht mit Aspirin in Schach halten, bis der nächste Erfolg eintritt. Er muss mit dem auskommen, was er hat. Das ist die Situation, in der sich der chronische Schmerz einnisten kann. Er ist genauso schwer behebbar, wie Schmerzforscher tönen, aber nicht aufgrund chemisch-neurologischer Gegebenheiten, sondern aufgrund seiner Ursache: Mangel an Erfolg, an Zustimmung.

Man hat das Spiel verloren. Obwohl man sich überanstrengt hat, um Schwächen auszugleichen, obwohl man Raubbau an seinen Kräften getrieben hat, ist man nun unter den Verlierern gelandet. Man ist kein Gewinner und der Schmerz, unter dem der Körper leidet, ist der Schmerz, den man im Geistigen nicht zulassen kann. Und selbst jetzt, wo man es weiß, lässt man diesen Schmerz im Bewusstsein nicht zu. Es hat einem das Kreuz gebrochen und deshalb gehört der Schmerz auch dort hin, und nichts kann ihn vertreiben, denn er verkörpert die Wahrheit.

Fallbeispiel Rückenschmerzen: eine überfordernde Lebenssituation nicht ändern können

Nehmen wir einmal einen 50-jährigen Manager als Beispiel. Nennen wir ihn Ernst. Ernst hat in guten Jahren, von Ehrgeiz und unbändiger Energie getrieben, eine Karriere gemacht, die über seine eigentlichen Fähigkeiten hinausging. Eigentlich bewegte er sich von Anfang an auf dünnem Eis. Ernst ist nun mittlerweile älter und milder geworden und hat nicht mehr den rechten Biss. Eigentlich gehört er schon zum alten Eisen, es weiß nur noch keiner, und er muss es auch noch nicht vor sich selbst zugeben.

Karriere, die über eigentliche Fähigkeiten hinausging

Außerdem hat er den Anschluss verpasst: Die technischen Entwicklungen der letzten Jahre sind an ihm vorübergegangen. Folglich sieht sich Ernst bei seiner täglichen Arbeit vielfältigen Abhängigkeiten ausgesetzt, die er nur durch seine Erfahrung und Routine in Schach halten kann. Die Abhängigkeit beginnt bei seiner Sekretärin, die am Computer Berichte erstellen kann – ein Wissen, von dem Ernst keine Ahnung hat und auch nicht haben möchte. Über die Details hat

Die Schmerzmittel-Lüge

Ernst schon lange keinen Überblick mehr, seine Sekretärin muss ihm mitunter schon sagen, was sich hinter den einzelnen Zahlen verbirgt.

Ernst steht unter ständigem Kostendruck und soll noch Personal abbauen, weiß aber nicht, welcher Weggang eines Mitarbeiters für den Betrieb gefährlich wäre. Er hat eine Crew von Mitarbeitern, von denen jeder in seinem Bereich tiefere Kenntnisse der Materie hat als er. Außerdem hat er einen Stellvertreter, der auf jeder fachlichen Ebene besser ist als er, der Schulungen besucht hat, dabei Spezialwissen akkumuliert hat und ihm nun Sitzung für Sitzung beweist, dass er es besser kann. Er beweist Ernst Tag für Tag, dass er nicht mehr den richtigen Biss hat, den Überblick verliert und am besten den Stuhl räumen sollte, der ihm – dem anderen – zusteht. So sieht das übrigens auch eine wachsende Anzahl von Mitarbeitern.

Der Rückenschmerz, der in dieser Situation begonnen hat, ist vielschichtig

Der Rückenschmerz, der in dieser Situation begonnen hat, ist vielschichtig. Jedenfalls ist er nicht psychosomatisch im engen Sinn, denn er hat weder im seelischen noch im körperlichen Bereich begonnen. Es ist ein soziologisch-situativer Schmerz, der sich im seelischen Bereich durch ständiges Sich-Sorgen-Machen und im körperlichen Bereich als Gefühl der Steifigkeit mit Instabilität, verbunden mit einem belastungsabhängigen, bald drückenden, ziehenden, zwischendurch auch stechendem Schmerz in der unteren Lendenwirbelsäule ausdrückt.

Ernst hat schon etwas von Tumorerkrankungen gehört und verfällt plötzlich dem Gedanken, er könnte Prostatakrebs haben, der längst inoperabel geworden ist, weil er sich schon in der Lendenwirbelsäule festgesetzt hat. Er geht zum Hausarzt, der ihn auf das Karussell der Spezialisten schickt. Einige Wochen lang hat Ernst nur

Fallbeispiel Rückenschmerzen

Arzttermine. Zuletzt landet er beim Orthopäden, der ihm als Erstes erklärt, er habe eigentlich gar nichts. »Und warum habe ich dann dauernd Schmerzen?«, fragt Ernst. »Ich kann manchmal kaum noch laufen.« »Alles psychisch«, sagt der Orthopäde.

Es beginnen nun zum Teil schmerzhafte, in jedem Fall aber mühsame Kuren, die die Wirbelsäule ins Visier nehmen. Ernst wird gestreckt und gedehnt, bestrahlt und massiert und schluckt eine ganze Anzahl von Medikamenten. Das alles hilft schon irgendwie. Kaum aber hört das Trommelfeuer der Therapie auf, ist auch der Schmerz wieder da.

Es beginnen nun zum Teil schmerzhafte, in jedem Fall aber mühsame Kuren

Langsam beginnt Ernst an seinem gesunden Menschenverstand zu zweifeln. Vielleicht ist es doch psychisch. Tatsächlich gibt es eine ganze Anzahl von weiteren Symptomen, die ihn auf geistiger Ebene quälen. Er schläft schlecht, er hat während der Heimfahrt im Wagen Panikattacken, kriegt dabei kaum Luft und zwischendurch setzt auch sein Herz aus. Er kann sich Details immer schlechter merken und hat den Eindruck, die Festplatte in seinem Kopf ist voll und speichert nichts mehr. Dass er zerfahren ist und mit sorgenvoller Miene herumläuft, ist anderen auch schon aufgefallen. Dabei mischt sich die schlechte Laune, die der Schmerz erzeugt, mit dem Gedanken daran, dass seine Kündigung wohl schon bald bevorsteht und damit das Kartenhaus seines Lebens zum Einsturz kommen wird.

Tatsächlich hat Ernst keine primär psychischen Probleme. Denn streng genommen bezeichnet man den Schmerz nur dann als psychisch, wenn er in der Psyche entstanden ist, vielleicht noch als Folge eines lange zurückliegenden Ereignisses, das erst aufgearbeitet werden muss. Ernst hat sich den Schmerz aber nicht

Tatsächlich hat Ernst keine primär psychischen Probleme

Die Schmerzmittel-Lüge

Ernst hat nichts aufzuarbeiten. Er ist schlichtweg überfordert

ausgesucht, er braucht ihn nicht, um sich zu stabilisieren oder einen anderen Defekt wettzumachen. Ernst hat nichts aufzuarbeiten. Er ist schlichtweg überfordert. Die Ursachen seines Schmerzes lassen sich benennen: Einerseits ist seine Firma, die ihm die Aufgabe aufgebürdet hat, Menschen zu entlassen, selbst wenn sie gute Arbeit leisten. Es ist seine Firma, die es zulässt, dass sein Stellvertreter immer weiter an seinem Stuhl sägt. Es ist das Verhalten des Stellvertreters, ein Typ, der aus Machtstreben über Leichen geht und tagtäglich Psychoterror betreibt. Es ist die Gesellschaft, in der unser Schmerzpatient lebt, die die Notschlachtung von erfahrenem, aber teurem Personal befürwortet, sobald es in die Jahre kommt, und es ist die Schuld der vielen Menschen, für die sich unser Schmerzpatient verantwortlich fühlt: seine Frau, die nichts zum Einkommen beiträgt, die Kinder, die alle studieren, die Mutter im Pflegeheim. Wenn er versagt und entlassen wird, was soll dann mit denen passieren? Er hat sich durch seine Tüchtigkeit oder auch Gedankenlosigkeit in eine Situation manövriert, in der er wegen seines Rückenschmerzes keine Wärme, keinen Trost mehr erhält, weil er für alle Stärke symbolisiert, die jedoch innen hohl geworden ist.

Er kann jetzt nur noch versagen

Er kann jetzt nur noch versagen. Die schlanke, elegant gekleidete Frau, die heute seinen Schmerz belächelt mit den Worten: »Kein Wunder, du bist doch auch ganz schön fett geworden«, wird giftig, wenn durch seinen Jobverlust die Existenz zusammenbricht. Der Respekt, den er am Arbeitsplatz noch genießt, wird der Verachtung weichen, wenn er erst mal erledigt ist. Ähnliches, im abgeschwächten Maß, wird er von seinen Kindern und von Freunden erleben.

In dieser Situation ist der Schmerz nichts als eine körperliche Umsetzung der Gegebenheiten durch Ernst.

Fallbeispiel Rückenschmerzen

Es ist weder sein Verstand, der hier spricht, noch sein Körper, sondern eine andere Instanz: sein Unterbewusstsein. Es ist stumm und kann sich nur über den Körper äußern. Es sagt: Die untere Wirbelsäule, die den Körper und somit die Persönlichkeit trägt, die eine tragende Rolle einnimmt, ist unter Druck gekommen und droht zu zerbrechen. Wenn du ganz bleiben willst, dann musst du etwas ändern. Nicht nur in dir selbst, sondern außen. Dort, wo es im Argen liegt.

Ich sage Unterbewusstsein, der Schmerz ist aber auch so etwas wie das Gewissen. Denn all das Gesagte kann man natürlich auch anders sehen. Es ist ein subjektiver Standpunkt, der oft vom Verstand wieder relativiert wird. Denn natürlich ist es schlimm, dass seine Frau nicht arbeitet und ihm in dieser Situation der Not nicht finanziell unter die Arme greifen kann. Aber hat er das nicht von Anfang an so eingerichtet, die Abhängigkeiten, die ihm nun zur Last fallen, gewollt und sich gesonnt im Bewusstsein, der Fels in der Brandung, der Ernährer seiner Familie und kraft seiner wirtschaftlichen Machtstellung auch Herr im Hause zu sein? Hat er seine Kinder nicht womöglich durch teure Nachhilfestunden bis zum Studium gepeitscht, um später mit ihnen renommieren zu können? Genau genommen ist hier der Schmerz die Kehrseite der Medaille, die Erkenntnis, dass Hochmut vor dem Fall kommt, Übermut selten gut tut. Die Verantwortung für die Zwangslage hat letztlich Ernst, und der Schmerz ist die Manifestation des Bewusstseins, dass er die Sache vermasselt hat.

In dieser Situation kommen Paartherapeuten, Familientherapeuten, Sozialarbeiter oder Konkursverwalter zum Einsatz. Der ideale Sozialarbeiter wäre einer, der mit göttlichen Befugnissen ausgestattet als Erstes zum Firmenboss geht und sagt: »Hör endlich auf, Ernst zu

Genau genommen ist hier der Schmerz die Kehrseite der Medaille – die Erkenntnis, dass Hochmut vor dem Fall kommt

Die Schmerzmittel-Lüge

Wenn es einen »göttlichen« Sozialarbeiter gäbe ...

bevormunden. Er kennt das Business und weiß genau, wie er seine Mitarbeiter einsetzen muss. Zwinge ihn nicht, gute Leute zu entlassen, die die Firma braucht. Wenn sie zu klein für den Mitarbeiterstab ist, dann vergrößere eben die Firma, indem du die schlummernden Kräfte der Mitarbeiter weckst. Sie werden neue Aufträge an Land ziehen. Und keiner kann das besser als Ernst, also lass ihn in Ruhe arbeiten.«

Als Nächstes besucht der Sozialarbeiter Ernsts Stellvertreter und sagt ihm: »Ich weiß, am liebsten würdest du Ernst platt machen wie einen Frosch unter den breiten Reifen deines BMW. Wenn du aber nicht aufhörst, hier den Königsmörder zu spielen, fliegst du aus dieser Firma raus. Nutze dein Talent so, dass es uns allen was bringt. Dann muss man auch nicht dauernd daran denken, die Firma gesundzuschrumpfen.«

Dann macht der Sozialarbeiter einen Besuch bei Ernsts Familie. Der Frau sagt er: »Geh arbeiten, du faules Stück.« Den Kindern sagt er: »Wenn ihr studieren wollt, dann aus eigener Kraft. Geht kellnern oder arbeitet am Bau. Leute, die was taugen, liegen nicht ihrem alten Vater auf der Tasche, wenn der schon zusammenbricht.«

Zuletzt geht der Sozialarbeiter zu Ernst und erzählt ihm von den neuen Ereignissen. Während Ernst ihm zuhört, merkt er plötzlich, dass ein Albdruck von ihm weicht. In seiner Wirbelsäule kribbelt es, alles wird offen und warm. Der Schmerz ist verschwunden.

Da es diesen göttlichen Sozialarbeiter nicht gibt, wird Ernst früher oder später zusammenbrechen und alles verlieren, vor allem sein Selbstwertgefühl. Er wird sich über die Jahre in einen Verlierer verwandeln, einen chronischen Schmerzpatienten. Vielleicht macht er den Schmerz zum Beruf, besucht Kongresse und Pa-

Fallbeispiel Rückenschmerzen

tiententreffen und studiert die geheimnisvollen Irrungen und Verwirrungen der Schul- und Alternativmedizin und staunt über das unglaublich Verzwickte und Komplizierte seines Falles unter physikochemischen und neurophysiologischen Gesichtspunkten. Wenn er Glück hat, stirbt er nicht an den Folgen einer Schmerztherapie.

Damit es nicht so weit kommt, wurde dieses Buch geschrieben. »Selbsterkenntnis ist der erste Weg zur Besserung« lautet der alte Spruch, der in unserem Fall bedeutet, uns als Schmerzpatient nicht als defektes Teil anzusehen, das nicht mehr durch den TÜV kommt, sondern als Mensch, dessen Schmerz aus einer komplexen Situation entstanden ist, deren Kernkonflikt unsere Ansprüche an uns selbst sind und die Ansprüche, denen wir genügen wollen. Im Grunde genommen ist es die alte Frage danach, ob man geliebt wird. Die Lösung liegt oft darin, dass wir uns klar machen, dass wir das Maß, mit dem wir geliebt werden, nicht beeinflussen können. Auch die größten Anstrengungen unsererseits können keine Liebe erkaufen. Warum sich also für andere überfordern? Selbst Anerkennung erwächst selten daraus, wie sehr sich ein anderer für eine Sache oder einen Menschen einsetzt, sondern aus dem Eindruck, dass der andere mit beiden Beinen im Leben steht und ruhige, klare Entscheidungen trifft. Deshalb ist der erste Schritt zur Selbsterkenntnis die Frage, was einen selbst ausmacht, und das erkennt man meist daran, was einem gefällt. Folge deinen Wünschen, sei von nun an die Devise, und schäme dich nicht, vor anderen als Versager dazustehen. Anstatt auf die Meinung der anderen zu achten, sollte man den Ratschlag des indischen Denkers Chakara beherzigen, der einmal sagte: »Für den Weisen ist die

Der Schmerzpatient – ein Mensch, dessen Schmerz aus einer komplexen Situation entstanden ist

Folge deinen Wünschen, sei von nun an die Devise

ganze Welt ein Lehrer, während der Narr auf ein ganzes Universum voller Feinde blickt.«

Oft ist die Basis des Schmerzes ein falsch verstandener, nackter Egoismus und Überheblichkeit

Oft ist die Basis des Schmerzes ein falsch verstandener, nackter Egoismus und Überheblichkeit. Er hat seine Wurzeln in einer egoistischen Gesellschaft, in egoistischen Firmen, egoistischen Mitarbeitern und egoistischen Familienangehörigen, die ihre Verbrechen nur aus Egoismus begehen. Wie aber steht es mit Ernst? War es nicht Egoismus, Selbstüberheblichkeit und Anmaßung, die ihn dazu gebracht haben, sich das Leben so einzurichten, wie es dann war? Hat er es nicht genossen, als Großverdiener auf all die Loser herabzuschauen, die ihm im Laufe seiner Karriere begegneten? Hat er sich nicht eine Frau und Kinder angeschafft, die hübsch anzusehen waren, wohlerzogen auftraten und ihm ein gewisses Renommee verschafften? Ging er nicht gerne als Großkotz durch die Flure der Firma und rümpfte die Nase, wenn die Dummheit, Faulheit und mangelnde Zielorientierung der Mitarbeiter seinen Durchmarsch in die Chefetage behinderten? Überheblichkeit schafft die Gefahr, sich zu »verheben« und sich dabei das Kreuz zu brechen.

Wenn man der Natur eines Schmerzes nahe kommen will, lernt man meiner Meinung nach am meisten aus der symbolischen Funktion eines Körperteils

Zum Schmerzverständnis wichtig: Die psychische Funktion eines Körperteils

Wenn man der Natur eines Schmerzes nahe kommen will, lernt man meiner Meinung nach am meisten aus der symbolischen Funktion eines Körperteils. Diese Symbolik kann ausgesprochen oder unausgesprochen sein.

Wenn wir noch einmal das Kniegelenk als Beispiel her-

Die psychische Funktion eines Körperteils

anziehen, so fällt uns sogleich auf, dass es genauso sehr wie die Wirbelsäule eine Grundvoraussetzung für den aufrechten Gang ist. Es ist beim Gestrauchelten wesentlich daran beteiligt, wieder aufzustehen, es hilft mit, eine Sache »durchzustehen«, zugleich hat es wieder Bedeutung beim Kniefall. Es ist dafür verantwortlich, dass etwas »weitergeht«, hilft dabei, wieder in den »Tritt« zu kommen und ist gemeint, wenn man einen Tritt vor das Schienbein bekommen hat. Seine tiefe Bedeutung liegt also weniger in der Erhaltung des Ist-Zustandes als in Krisensituationen, bei denen es einem »die Füße weggezogen« hat.

Was Schmerzen in bestimmten Körperteilen bedeuten können

Diese starken Veränderungen werden am schlechtesten von Menschen ertragen, die man in der Homöopathie Calcium-Typen nennt. Deshalb haben Calciumverbindungen auch in der homöopathischen Schmerztherapie eine starke Bedeutung bei allen Kniegelenksleiden.

Der Rücken dagegen lebt unter der Anspannung, den Ist-Zustand zu ertragen. Zunächst denkt man hier an Mittel wie Rhus toxicodendron, wenn eine Kälteempfindlichkeit zu Steifigkeit und Ruhelosigkeit führt. Oft führt aber auch hier die Sprache weiter. Woher kommt zum Beispiel die Steifigkeit? Ist es eine Rigidität der Gesinnung, die hier auf die Probe gestellt wird? Sind die Nerven wie Drahtseile gespannt, weil man seinen Standpunkt nicht durchsetzen kann? Dann denkt man an Kalium. Ist es die Verkrampfung eines überforderten Kindes, das lieber vor einem kriechen würde, als aufrecht seinen Standpunkt zu vertreten, dann denkt man an Magnesium. Kommt die Steifigkeit und Ruhelosigkeit daher, dass der Betroffene jederzeit damit rechnen muss, einen Tritt ins Kreuz zu bekommen, und sticht der Rücken schon in Erwartung des

Dolchs des Verräters, ist Rhus toxicodendron am besten gewählt. Dieser Zustand passt nämlich zu den seelischen Symptomen, die bei den Arzneimittelprüfungen des Giftsumachs zu Tage traten.

Aus dem Gesagten wird auch verständlich, warum homöopathische Arzneien so selten erfolgreich eingesetzt werden. *Die tatsächlichen Zusammenhänge werden in der Regel von dem, der unter Schmerzen leidet, ebenso wenig erkannt wie vom Therapeuten,* der ihn zu wenig kennt und die Bedeutung belastender Einflüsse nicht einschätzen kann – sofern er überhaupt von ihnen erfährt.

Wenn man aber mehr oder weniger zufällig auf das richtige Mittel gestoßen ist, ist die Wirkung augenblicklich – es scheint nicht mit rechten Dingen zuzugehen. Der Schmerz verschwindet vollkommen und die Psyche beginnt sich vom Albdruck zu befreien, in der Regel dadurch, dass sie die Weichen stellt, um den Konflikt in Zukunft zu vermeiden. Der Kalium-Typ wird offener und toleranter, Magnesium fasst Selbstvertrauen und fühlt sich den Aufgaben gewachsen und Rhus steckt in seinem Ehrgeiz zurück oder kündigt und sucht sich einen anderen Job, in dem er nicht mehr gemobbt wird. So hilft *die Homöopathie dort, wo Unterbewusstes darauf wartet, bewusst zu werden.*

Am Anfang dieser Heilerfolge, die auch durch psychologische oder meditative Heilmethoden ebenso erreicht werden können, steht die Selbsterkenntnis, die man aus der Symbolik des befallenen Körperteils zieht. Dabei benutzt man zunächst umgangssprachliche Redewendungen und Sprichwörter.

Was sind denn Herzschmerzen? Abgesehen von organisch bedingten Durchblutungsstörungen bei fortgeschrittener Verkalkung der Herzkranzgefäße, bei denen

Die psychische Funktion eines Körperteils

der Schmerz, der Hilfsschrei mangelversorgten Herzmuskelgewebes sein kann, gibt es auch Herzschmerzen bei gesundem Herzen.

Durch die Jahrhunderte kam einiges an Redewendungen zusammen, die sich auf Gefühlsinhalte, auf Liebe und Sehnsucht beziehen, die heute bedeutend seltener vorkommen. Wem heute der Busen schwillt und das Herze bricht, ist eher in der Minderzahl. Das hat damit zu tun, dass man sein Herz heute eher selten verschenkt, es höchstens verleiht, und das ohne den geringsten Zweifel daran, dass man es auch wieder zurück bekommt. In einer egoistischen und nur auf Lebensabschnittskumpanei gegründeten Welt werden Herzen kaum noch in Empfang genommen.

Heute tritt die Pumpfunktion des Herzens umgangssprachlich in den Vordergrund, die Leistungsfähigkeit. Das Herz ist der Motor des Lebens und der Existenz, und wer Zweifel daran hat, ob er diesem Leben noch gewachsen ist, wird Herzinfarktkandidat. Das erste Zeichen ist der Herzschmerz bei Belastung. Oft aber zeigen stumme Infarkte, bei denen erst die tatsächliche Leistungseinschränkung zur Wahrnehmung des Herzschadens führt, wie sehr wir glauben, über unsere Möglichkeiten hinweg Leistung zu zeigen und unsere Pumpen überfordern zu müssen.

Das Herz ist der Motor des Lebens und der Existenz, und wer Zweifel daran hat, ob er diesem Leben noch gewachsen ist, wird Herzinfarktkandidat

Die 11 wichtigsten Heilmethoden – mit Tipps für die Eigenanwendung

Traditionelle chinesische Medizin (TCM)

Die Schmerztherapie nach alten chinesischen Rezepten ist die älteste, die uns zur Verfügung steht

Die chinesische Kultur gehört zu den ältesten der Menschheit und die Schmerztherapie nach alten chinesischen Rezepten ist die älteste, die uns zur Verfügung steht. Akupunktur ist, wie Funde von Steinnadeln gezeigt haben, mindestens 10 000 Jahre alt. Man vermutet, dass die Wärmeakupunktur in Form der Moxabustion, dem Anbringen von angezündeten Heilkräuterblättern an schmerzenden Körperstellen, vermutlich noch älter ist. Auch die Spuren der chinesischen Kräuterheilkunde verlieren sich im Dunkel der Vorgeschichte. Die erste systematische und differenzierte chinesische Medizin geht auf Laotse – den Vater des Taoismus – im 5. Jhd. v. Chr. zurück.

Demzufolge zirkuliert unsere Lebensenergie auf 12 Hauptmeridianen durch den Körper, die Yin und Yang zugeteilt und jeweils paarig angelegt sind. Durch Behandlung eines bestimmten Punktes auf diesem Meridian kann man auch weiter entfernt liegende Bereiche mitbehandeln – auch innere Organe. Das ist möglich, weil die Organe über die Meridiane in Verbindung stehen.

Was also einmal als simples Stimulieren von Schmerzpunkten mit Nadeln oder Feuer begonnen hat, ist mittlerweile eingebettet in ein sehr komplexes, nur nach jahrelangem Studium einigermaßen anwendbares Gedankengebäude.

Die traditionelle chinesische Medizin – Stichwort Akupunktur – eine eigene komplexe Wissenschaft

Die traditionelle chinesische Medizin ist eine eigene Wissenschaft und wer sie als Europäer beherrschen will, wird in der Regel diesen Kulturkreis verlassen und sein Leben von Grund auf neu aufbauen müssen. Die Frage ist, ob das überhaupt möglich ist. Ebenso stellt sich die Frage, inwieweit sich diese alten Rezepturen, die für andere Menschen in anderen Umständen erdacht worden sind, überhaupt für unsere Probleme als Lösungen in Frage kommen.

Auf diese Frage gibt es in der Regel zwei Antworten. Die Puristen vertreten den Standpunkt, man müsse sich dieser Heilmethode mit Haut und Haaren verschreiben. Der Therapeut muss dann am besten aus China selbst stammen und dort langjährig ausgebildet worden sein oder zumindest als Europäer selbst den Schritt in das fremde Land gewagt und dort eigene Erfahrungen gewonnen haben. Der Patient besucht in Europa dann am besten eine eigene TCM-Klinik, die möglichst nach chinesischen Vorstellungen errichtet worden ist und betrieben wird, und widmet sich auch innerlich und in seiner Lebensführung den Vorstellungen dieses Kulturkreises.

Die Eklektiker dagegen suchen sich aus der TCM das heraus, was ihnen am besten gefällt. Man schaut sich in einem Buch ein paar Akupunkturpunkte an und sticht dann, wenn ein Patient das will, einige Nadeln dorthin, wo es sinnvoll erscheint. Immerhin kann man es privat abrechnen und offenbar wollen die Patienten

> *Die Puristen vertreten den Standpunkt, man müsse sich dieser Heilmethode mit Haut und Haaren verschreiben*

das auch. Denn die Realität zeigt, dass ein Patient sich lieber auf »ein wenig« Akupunktur einlässt, als nebenbei alle möglichen merkwürdig schmeckenden Tees trinken zu müssen, Diätvorschriften einzuhalten und Bekanntschaft mit der fremden Mythologie zu schließen.

Ich führe diesen Konflikt – den im Prinzip jede ausgereiftere Heilmethode erzeugt – an dieser Stelle etwas ausführlicher an, schon um zu zeigen, wie leicht wir uns und andere belügen, wenn es um Therapien geht. Der Therapeut täuscht Kenntnisse vor, die er in diesem Umfang gar nicht besitzt. In der Regel ist es ein Allgemeinarzt, der nebenbei ein bisschen akupunktieren möchte, um die im Kassensystem immer karger ausgestaltete Brieftasche aufzufüllen. Um nicht als völliger Scharlatan dazustehen, besucht er ein paar Kurse, damit er sich in der Praxis ein Zertifikat an die Wand hängen kann, das ihm Akupunkturkenntnisse bestätigt. Will er aber Erfolg haben, muss er etwas tiefer in die Materie einsteigen. Er muss zumindest die Beweggründe, mit denen verschiedene Akupunkturpunkte gewählt werden, nachvollziehen können. Dazu kommt auch bei der TCM zuerst die Anamnese und die körperliche Untersuchung. Die kann er allerdings nicht so durchführen, wie er das auf der Universität gelernt hat, er muss auf neue Zeichen und Hinweise achten, um überhaupt entscheiden zu können, ob nun Zustände der Fülle oder der Leere, Ungleichgewichte zwischen verschiedenen Organen, und vieles anderes mehr, vorliegen. Er müsste zum Beispiel die Pulsqualitäten, die in China einen sehr hohen Stellenwert haben, erst einmal ertasten lernen. Es reicht für ihn nicht mehr, eine belegte Zunge als krankhaft zu beurteilen, sondern er muss Überlegungen anstellen, was eine

> *Wie leicht wir uns und andere belügen, wenn es um Therapien geht!*

dicke von einer dünnen, eine glatte von einer rauen, eine weiße von einer roten Zunge unterscheidet, und vieles mehr.

Aber auch der Patient belügt sich selbst, wenn er einfach mal schnell eine Akupunktur bekommen möchte. Denn schließlich weiß er ja selbst, dass man von seinem Hausarzt nicht erwarten kann, einen fernen Kulturkreis bis in die feinsten Verzweigungen zu begreifen. Er müsste eigentlich wissen, dass auch ein Heilpraktiker, der auf seiner Internetseite fünfzig verschiedene Therapieformen anbietet, unter denen nebenbei auch TCM und Homöopathie aufgeführt werden, in diesen Bereichen logischerweise nicht mehr als Anfängerkenntnisse wird vorweisen können. Er sollte aber auch wissen, dass jede Heilung auch eine innere Beteiligung erfordert. Am Anfang steht ein Grundinteresse an einer bestimmten Heilmethode, man liest ein Buch über das Thema, nähert sich ihm weiter an und sucht dann einen Therapeuten auf, von dem man annehmen kann, dass er diese Heilmethode auch wirklich beherrscht. Innere Beteiligung heißt dann in der Folge auch, bei der Stange zu bleiben, der Heilmethode auch die Möglichkeit zu geben, nach ihren Gesetzmäßigkeiten zu funktionieren, und diese Gesetzmäßigkeiten zu befolgen. Mit einer kleinen Akupunktur ist es dann bei einem chronischen, über längere Zeit bestehenden Schmerz eben nicht getan.

Jede Heilung erfordert auch eine innere Beteiligung

Mit einer kleinen Akupunktur ist es bei einem chronischen, über längere Zeit bestehenden Schmerz eben nicht getan

Akupressur

Ich habe schon in den vorhergehenden Kapiteln erwähnt, dass die Reizung, das Überempfindlichwerden von Akupunkturpunkten ein Zeichen für eine Störung im Bereich des zugehörigen Meridians, einer

Die Schmerzmittel-Lüge

organbezogenen Energiebahn, ist. In der Akupressur, einer Spielart der Akupunktur, bei der durch Fingerdruck diese Punkte stimuliert werden, führt die zusätzliche Reizung zu einem Überflutungsphänomen. Hört man mit dem Massieren auf, hat der Schmerz insgesamt nachgelassen und man fühlt sich besser.

Jetzt ist die prinzipielle Frage die, ob man sich bei der Eigenanwendung auf die Akupressur beschränken soll. Zahlreiche Beraterbücher zu dem Thema führen die einzelnen Punkte und krankheitsbezogene Behandlungsvorschläge an und es gibt Menschen, die mit Akupressur größere Erfolge haben als Therapeuten, die mit ihren Akupunkturnadeln dieselben Stellen stimulieren. In beiden Fällen ist es ja so, dass ein gezielter Schmerz im Bereich dieses Punktes eine Fernwirkung hat. Wer als Schmerzpatient zusätzliche Schmerzen ertragen kann und will, ist bei diesen Therapieformen auch gut aufgehoben.

Bevor Sie sich intensiv mit der Akupressur beschäftigen, können Sie ruhig einmal überprüfen, ob sich diese Therapie für Sie überhaupt eignet

Bevor Sie sich intensiv mit der Akupressur beschäftigen, können Sie ruhig einmal überprüfen, ob sich diese Therapie für Sie überhaupt eignet. Tasten Sie im Bereich des Schmerzes nach besonders empfindlichen Stellen, legen Sie dort die Fingerkuppe des Zeigefingers auf, darauf die Kuppe des Mittelfingers und beginnen Sie dann mit leicht kreisförmiger Bewegung und zunehmend kräftigerem Druck zu massieren. Auch die Kuppe des Daumens eignet sich für die Massage. Achtung: Nicht auf Operationsnarben oder Krampfadern massieren! In der Schwangerschaft soll man es vermeiden, den unteren Bauchbereich zu massieren. Und in der Umgebung von Lymphdrüsen muss die Akupressur besonders sanft sein. Das machen Sie insgesamt ein oder zwei Minuten und nie länger als fünf Minuten.

Haben Sie keine besonders aktivierten Punkte gefunden, dann versuchen Sie doch einmal eine Akupressur an der Ohrmuschel. Der menschliche Körper bildet sich dort so ab, dass er auf dem Kopf zu stehen scheint. Der Kopf und der Gesichtsbereich liegen im Bereich des Ohrläppchens und von dort zieht die Wirbelsäule am knorpeligen inneren Bogen hoch. Führen Sie unter sanftem Druck eine kreisende Bewegung aus, die das innere knorpelige Oval des Ohres rund um den Gehörgangseintritt umfasst.

Versuchen Sie doch einmal eine Akupressur an der Ohrmuschel!

Jetzt werden Sie fragen, ob bei der kreisenden Bewegung die Richtung eine Rolle spielt. Offenbar ist das tatsächlich der Fall. Gegen den Uhrzeigersinn erlebt man die Akupressur als beruhigend. Die überschüssige Energie wird aus dem Körper abgeleitet. Gegen den Uhrzeigersinn massiert man bei einer akuten Erkrankung oder bei nervösen Zuständen oder wenn die Akupressurpunkte sehr stark schmerzempfindlich sind. Empfinden Sie sich als energieleer, dann ist es besser, im Uhrzeigersinn zu massieren. Der Energiefluss wird angeregt, die Yang-Energie gestärkt. Besonders chronische Schmerzpatienten profitieren von einer Akupressur im Uhrzeigersinn.

Meine Beobachtung ist die, dass chronische Schmerzpatienten Akupressuren allerdings eher schlecht vertragen und auch nur geringe Schmerzlinderung erfahren. Anfangs dachte ich, es läge an mir, dann hörte ich bei Kursen, dass es anderen kaum besser ging. Erst später wurde mir klar, dass anhaltende Schmerzen quasi die Batterie des Menschen, seine Lebensenergie, anzapfen. Diesen Zustand kann man nicht mit dem eines Menschen vergleichen, der sich »verrenkt« hat und über heftigen Rückenschmerz klagt. Er leidet unter einem Stau der Energiebahn und kann durch eine ein-

Meine Beobachtung ist die, dass chronische Schmerzpatienten Akupressuren eher schlecht vertragen

Die Schmerzmittel-Lüge

Gezielte Wärmeapplikation über Akupunkturpunkte am Nierenmeridian für chronische Schmerzpatienten empfehlenswert

zige Akupunkturnadel am richtigen Ort von seinen Schmerzen befreit werden. Beim chronischen Schmerzpatienten dagegen liegen insgesamt deutliche Zeichen eines so genannten Yang-Mangels in der Niere vor: Die Gesichtsblässe und die innerliche Kälte, die blasse Zunge und der schwache Puls zeigen, dass die Quelle der Wärme und Lebensenergie im Körper reduziert ist. Dieser Zustand wird am besten durch gezielte Wärmeapplikation über Akupunkturpunkte am Nierenmeridian behoben und ist für chronische Schmerzpatienten gerade zu empfehlen.

Der Nierenmeridian zieht auf der Innenseite des Beins über den Bauch, seitlich des Nabels, dann über die Brust bis an das Schlüsselbein. Jede Stimulation im Bereich seines Verlaufs kann so eine Nierenschwäche positiv beeinflussen. Für den Laien in der Selbstanwendung günstig sind mehrere Punkte in der Umgebung des Innenknöchels, die auf Druck besonders schmerzhaft reagieren. Da es hier um Wärmeanwendung geht, ist die genaue Lokalisation dabei nicht kritisch.

Der Hauptpunkt ist Niere 3, auch genannt »Großer Bach«. Er liegt an der Fußinnenseite, genau horizontal zwischen dem höchsten Punkt des Knöchels und der Achillessehne. Betasten Sie vorher unter ausreichendem Druck dieses Gebiet und erwärmen Sie dann die Stelle der größten Schmerzempfindlichkeit.

Schmerzhafte Stellen »moxen«

Sie gehen also in eine naturheilkundlich orientierte Apotheke und fragen nach geruchsarmen Moxazigarren. Wieder zu Hause, tasten Sie zunächst nach besonders druckschmerzhaften Stellen. Dann zünden Sie die Zigarre an der Spitze an, worauf sie zu glühen beginnt. Diese glühende Spitze nähert man den Akupunkturpunkten, den zuvor ertasteten Stellen, bis Wärme fühlbar wird, und entfernt die Zigarrenspitze,

wenn es heiß wird. Den Vorgang wiederholt man 10 Mal.
Horchen Sie in sich hinein, und behandeln Sie nur Punkte, die aktiviert sind. Prinzipiell können Sie alle Stellen moxen, die schmerzen, nicht aber an behaarten Stellen und keinesfalls am Kopf.

Bewährte Akupunkturpunkte der Schmerztherapie

Die traditionelle chinesische Medizin kennt keine isolierten Schmerzpunkte. Der Schmerz ist Teil eines Gesamtzusammenhangs. Es ist zu einem Überschuss oder Mangel verschiedener Elemente oder von Yin oder Yang gekommen. Trotzdem hilft oft die Stimulierung der folgenden »Schmerzpunkte«, angeordnet nach Körperregionen:

Bei *Schmerzen im Bein oder Kniegelenk*: Magen 36. Der Punkt befindet sich drei Fingerbreit unter dem Unterrand der Kniescheibe und einen Querfinger außerhalb der Schienbeinkante.

Stimulierung verschiedener »Schmerzpunkte«

Bei *Schmerzen am Kopf und im Gesicht*: Dickdarm 4. Der Punkt befindet sich beim Aneinanderlegen von Daumen und Zeigefinger auf der Spitze des Muskelwulstes zwischen diesen beiden Fingern auf dem Handrücken.

Der Meisterpunkt nach Bucek, der sich *für die Behandlung aller Schmerzen* eignet, ist Blase 60. Er befindet sich auf halbem Weg zwischen dem Fußaußenknöchel und der Achillessehne und ist beim Moxen gut erreichbar.

Weiß man nicht, wo genau das Leiden sitzt und hat man *wechselnde Beschwerden*, dann scheinen sich drei Akupunkturpunkte besonders gut zu eignen: Gallenblase

30, Leber 2 und Leber 3. Gallenblase 30 liegt am Oberschenkel auf der Außenseite. Sie tasten dort einen *groben Knochenvorsprung auf Höhe* des Oberschenkelknochens, den so genannten Trochanter major. Auf seinem am weitesten vorspringenden Punkt liegt der Punkt Gallenblase 30. Er gilt auch als Meisterpunkt für die Behandlung von *Ischias und Beinlähmungen*.

Leber 2 liegt am Außenrand des Großzehengrundgelenks und Leber 3 einen Querfinger darüber. Wieder hilft es, wenn Sie in dem groben Bereich durch Drücken den Punkt höchster Empfindlichkeit feststellen. Haben Sie ihn gefunden, erwärmen Sie ihn mit der Moxazigarre. Durch die Erwärmung des gesamten Bereichs werden die Punkte im Gegensatz zu fehlplatzierten Nadelstichen immer bis zu einem gewissen Grad positiv angeregt werden. Beide Punkte eignen sich bei *Kopfschmerzen und Verkrampfung*, Leber 2 ist auch ein guter Punkt bei *unwillkürlichen Zuckungen* im Umgebungsbereich.

Schmerzpunkte bei Kopfschmerzen und Verkrampfung

In der Regel wird bei bestimmten Beschwerden eine Punktekombination, deren besonders hohe Wirksamkeit man kennt, bevorzugt. Im Folgenden einige Beispiele, wobei diese sich zum Großteil nur zur Akupressur, nicht zur Moxa-Therapie eignen. Die meisten Punkte finden Sie auch auf den nebenstehenden Zeichnungen.

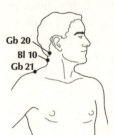

Nackenschmerzen

Gb 20: Nacken am Rand der Haargrenze, kleine Grube

Bl 10: 1 Daumenbreit hinter und unter Gb 20

Gb 21: auf dem höchsten Punkt der Schulter, in der Mitte des Trapezmuskels

Traditionelle chinesische Medizin (TCM)

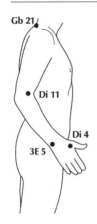

Schulter- und Ellenbogenschmerzen

3E 5: 2 Daumenbreit hinter der Handgelenksfalte, am Handrücken
Di 4: zwischen Daumen und Zeigefinger, Muskelvorwölbung
Di 11: Ellenbogenfalte außen, auf der höchsten Muskelvorwölbung

Lendenwirbel-Kreuzbeinschmerzen

Gb 30: am höchsten Punkt des Oberschenkelknochens, auf Hüfthöhe
Bl 40: in der Mitte der Kniekehle
Bl 22: zwischen 1. u. 2. Lendenwirbel, 1 $^{1}/_{2}$ Daumenbreit neben der Mitte
Bl 23: zwischen 2. u. 3. Lendenwirbel, idem
Bl 30: knapp neben dem Kreuzbein, im unteren Kreuzbeindrittel
Bl 31: in der Vertiefung des Kreuzbeins
Bl 32: ein Daumenbreit unter Bl 31
Bl 33: ein Daumenbreit unter Bl 32
Bl 34: ein Daumenbreit unter Bl 33
Bl 35: am Außenrand des Steißbeins

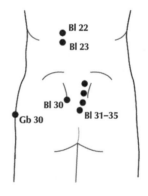

Die Schmerzmittel-Lüge

Hüftschmerzen
Gb 30: hinter dem Hüftkopf am Gesäßmuskel

● Gb 30

Knieschmerzen
Bl 40: in der Mitte der Kniekehle
Ma 36: 3 Querfinger unter dem Unterrand Kniescheibe und 1 Querfinger außerhalb der Schienbeinkante
Mi 9: am Unterrand des inneren Schienbeinkopfes bei gebeugtem Knie
Mi 10: 2 $^1/_2$ Daumenbreit über dem Knie auf kleiner Erhebung

Schmerzpunkte für Knöchel, Knie, Hüfte

Bl 40

● Mi 10
● Mi 9

Knöchelbeschwerden
Bl 60: Zwischen Außenknöchel und Achillessehne
Ni 3: Zwischen Innenknöchel und Achillessehne

● Ni 3

Geeignet zum Moxen: **Bl 60, Ma 36, Di 4, Di 11**.

Sie haben nun einige Erfahrungen mit dieser Behandlungsmethode gemacht. Wenn Sie dabei gute Erfolge erzielt haben, sind Sie bereit für eine umfassendere, genauere Behandlung bei einem auf TCM spezialisierten Therapeuten.

Pflanzliche Therapie

Wenn Pfefferminzöl, wie eingangs erwähnt, bei der Behandlung des Kopfschmerzes so erfolgreich ist – wie steht es dann eigentlich mit anderen pflanzlichen Mitteln?

Prinzipiell ist anzumerken, dass Sie auch hier, wenn Sie nicht aufpassen, Gefahr laufen, gnadenlos hinters Licht geführt zu werden. Denn wenn schon eine Aspirin-Tablette nicht – wie in der Fernsehwerbung suggeriert – binnen Sekunden Schmerzfreiheit erreicht, so gilt das für pflanzliche Mittel umso mehr. Denn es wird erst durch regelmäßige Einnahme ein bestimmter Wirkspiegel aufgebaut. Da das ein Prozess ist, der meist Tage, wenn nicht Wochen dauert, sind Empfehlungen von Therapeuten, einfach einmal ein pflanzliches Mittel zu versuchen, ohne diese Hinweise nutzlos. Die Alten, die sich aus Pflanzensud Extrakte brauten, wussten das. Sie kannten die Wirksamkeit der Heilpflanzen, waren aber nicht dafür bekannt, Versprechungen über rasche Wirksamkeit abzugeben, die so nicht einzuhalten sind.

Bei pflanzlichen Mitteln wird erst durch regelmäßige Einnahme ein bestimmter Wirkspiegel aufgebaut

Genauso unaufrichtig ist die immer wieder gehörte Behauptung, dass alles, was pflanzlich ist, unschädlich sein muss. Das ist zu kurz gegriffen. Zwar kann man annehmen, dass in der Natur gewachsene, organische Arzneimittel eine innere Verwandtschaft mit Organismen wie dem unseren aufweisen, die einem Pharmakon fehlt, aber das ist noch lange keine Garantie für Unschädlichkeit, wie die Giftigkeit verschiedenster Pflanzen, vom Fliegenpilz bis zum Schierling, beweisen.

Nicht alles, was pflanzlich ist, ist unschädlich

Tatsächlich ist es so, dass die meisten pflanzlichen Schmerztherapien erhebliche Nebenwirkungen haben können. Schließlich sind sie in der Regel die Vorläufer der Pillen der Pharmaindustrie, mit dem Unterschied, dass noch eine ganze Menge anderer, meist unbekannter Substanzen von Natur aus beigemischt ist. Selbst eine seit Jahrhunderten so intensiv untersuchte Pflanze wie der Schlafmohn, aus dem Opium gewonnen wird, konnte noch nicht vollständig im Labor aufgeschlüsselt werden. Im Prinzip kauft man also, wenn man pflanzliche Mittel probiert, immer die Katze im Sack. Allerdings wird man bei den seit Jahrhunderten gebrauchten auch die meisten zu erwartenden Nebenwirkungen kennen. Am besten haben es gläubige Menschen in Bezug auf die Pflanzenheilkunde. Seit Anbeginn der Menschheit gibt es den Glauben, es sei gegen alles ein Kräutlein gewachsen. Wenn es eine Schöpfung gibt, dann hat jedes Geschöpf einen wohldefinierten Platz, und wenn eines leidet, steht ihm ein anderes zur Verfügung, dieses Leid zu stillen. Medizin ist dann ein Gottesgeschenk. Andererseits lehrt schon die Auseinandersetzung zwischen heilmittelkundigen »Hexen« und der in dieser Hinsicht recht unbedarften christlichen Kirche des Mittelalters, dass Medizin und Glaube selten gelungen Hand in Hand gehen. Bei Hildegard von Bingen war das der Fall – deren Schriften dann jedoch kaum zufällig über Jahrhunderte unbekannt im Schoß der Kirche ruhten, anstatt angewandt zu werden. Um 1100 wurde staatlich die Ausübung der Heilkunst auf Ärzte beschränkt – Geburtsstunde der Schulmedizin.

> *Seit Anbeginn der Menschheit gibt es den Glauben, es sei gegen alles ein Kräutlein gewachsen*

Pflanzenheilkunde nach Hildegard von Bingen
In ihrer Schrift »Causae et curae« aus dem 12. Jahrhundert – übersetzt: »Ursache und Behandlung der Krankheiten« – verknüpft Hildegard das Wissen des Altertums mit eigenen therapeutischen Erfahrungen und Visionen. Der Schwerpunkt liegt dabei in der Säftelehre Galens

Pflanzliche Therapie

aus der römischen Kaiserzeit. Manche Rezepte aber, zum Beispiel für die aus Tiermitteln zubereitete Medizin zur Behandlung von Epilepsie, gehen bis in die Urzeit der Menschheit zurück und gleichen jenen Kuren, die im alten Ägypten üblich waren. Gegen die Fallsucht wird dabei getrocknetes Maulwurfsblut und die Verreibung des Schnabels einer weiblichen Ente und der Klauen einer weiblichen Gans in ein Tuch gebunden, das drei Tage lang »an die Stelle gelegt wird, wo der Maulwurf zuletzt die Erde aufgestoßen hat«. Dann wird das Tuch auf Eis gelegt und danach in der Sonne getrocknet. Man formt mit Weizenmehl aus Vogelleber einen Kuchen, fügt Kümmel und einen Teil des Maulwurf-Enten-Gänse-Pulvers hinzu und verzehrt ihn. Ich weiß nicht, ob es heute noch Menschen gibt, die auf diese Weise nach Hildegard behandeln, aber es mag sein, dass auch sie ihre Erfolge damit haben.

Andere Rezepte Hildegards haben sich aber bis zum heutigen Tag erhalten. Gegen Bauchkoliken verschrieb sie Ingwer und eine große Portion Zimt, dazu Salbei und Fenchel. Ihr ausgetüfteltes Rezept beinhaltete noch Honig, Wein, weißen Pfeffer, Pfennigkraut, Wasserlinsen, Tormentillwurzel, Senf und ein heute vergessenes »Kraut, an dem die ganz kleinen Kletten wachsen«. In jedem Fall waren genug Inhaltsstoffe in dem Trank, um eine effektive krampflösende Therapie auch nach heutigen Gesichtspunkten zu gewährleisten. Hildegard kannte Gicht, deren Schmerzen sie auf die Ablagerung »schlechter Säfte« in den Gelenken zurückführte. Ihre Therapie: Petersilie, Raute und Olivenöl rösten und mit Bockstalg durchbraten lassen. Ihr Rezept zur Fiebersenkung beinhaltet Weidenrute und somit Salicylsäure.

Beim Kopfschmerz unterschied Hildegard den durch »Schwarzgalle«, durch »Verqualmung des Magens« und

Einige Rezepte Hildegards von Bingen haben sich bis zum heutigen Tag erhalten

durch »Phlegma« verursachten sowie den halbseitigen Kopfschmerz der Migräne. Für ersteren empfahl sie Malve und Salbei in einem Mörser zu Mus zu zerstoßen und mit Olivenöl zu besprengen und am Kopf von der Stirn bis zum Hinterkopf und dem Nacken aufzutragen und mit einem Tuch zu umwickeln. Gegen Kopfschmerzen durch verdorbene Nahrung empfahl sie Salbei, Majoran und Fenchel sowie Andorn, in Butter zu einer Salbe verrieben, auf den Kopf aufzutragen. Wer an Stirnkopfschmerzen durch »Phlegma« (Nasen- und Nasennebenhöhlenschleim) litt, sollte eine weiße Erbse zerkauen und sie dann mit reinstem Honig vermischt auf die Schläfen auflegen. Der Halbseitenkopfschmerz wird mit Aloe, Myrrhe, Weizenmehl, Mohnöl und Sauerteig behandelt – alles zusammen zu einer Paste vermischt und auf dem ganzen Kopf und Hals aufgetragen, mit einer Mütze bedeckt und drei Tage lang so belassen. All diesen Therapievorschlägen gemein ist die scharfsichtige Differenzierung von Kopfschmerzursachen, die therapeutische Bemühung – und die mangelnde Praktikabilität unter heutigen Gesichtspunkten.

All diesen Therapievorschlägen gemein ist die scharfsichtige Differenzierung von Kopfschmerzursachen

Klostermedizin

Gegen Rheuma:

Johannisöl: Eine Hand voll Johanniskrautblüten in Sesamöl streuen und drei Wochen ziehen lassen. Das Öl färbt sich dabei rot. In eine dunkle Flasche füllen. Die betroffenen Stellen einmal täglich gut mit Johannisöl einreiben.

Johannis-Mischtee: Zehn Teile Johanniskraut, dem je einen Teil Brennnessel, Melisse, Hopfen, Pestwurz, Holunder, Schlehenblüten und Goldrute hinzufügen. Zwei Teelöffel in einem Viertelliter Wasser aufbrühen, zehn Minuten ziehen lassen. Über den Tag verteilt trinken.

Rheuma-Tee: Vier Teile Brennnessel, Schlüsselblume und Löwenzahn, drei Teile Wacholder und Veilchen mischen. Zwei Teelöffel in einem Viertelliter Wasser aufbrühen, zehn Minuten ziehen lassen. Über den Tag verteilt trinken.

Gegen Hexenschuss, Gelenk- und Rückenschmerzen:

Johannisöl (siehe oben)

Hexenschuss-Tee: Fünf Teile Brennnessel, Schlüsselblume, Stiefmütterchen, Veilchen und Hauhechel, je drei Teile Eisenkraut und Seifenkraut, je einen Teil Bärlauch, Heidekraut und Mädesüß mischen, einen Teelöffel der Mischung mit kaltem Wasser übergießen, aufkochen, fünf Minuten ziehen lassen. Bis vier Tassen täglich.

Bei Prellungen, Verstauchungen und Sportverletzungen:

Arnikaauflage: Je drei Teile Arnika und Beinwell, je zwei Teile Melisse und Blutwurz, je einen Teil Pfefferminze, Ringelblume und Rosskastanie mischen, einen Esslöffel davon in einen Viertelliter Wasser geben, aufkochen und fünf Minuten ziehen lassen, abseihen. Tuch mit der Lösung netzen und sechsmal täglich auf die schmerzenden Stellen auflegen.

Gegen Zahnschmerzen:

Zahnputzpulver: 50 g getrocknete Salbeiblätter mit 50 g Meersalz zu einem Pulver zerreiben. Das Pulver auf die Zahnbürste streuen und damit die Zähne reinigen, mit Wasser nachspülen. Besonders geeignet bei Überempfindlichkeit des Zahnfleischs gegen industriell hergestellte Zahnpasta, die von dem Pulver ersetzt werden kann.

Gegen Nervenschmerzen:

Heilöl: 30 g Anis, 20 g Basilikum und 20 g Thymian in 100 g Olivenöl zehn Minuten leicht kochen, erkalten lassen. Die betroffene Stelle damit einmassieren.

Tees gegen Kopfschmerzen

Gegen Kopfschmerzen:

Bei Kopfschmerzen, die schon einmal gut auf Aspirin angesprochen haben:

Zu gleichen Teilen Aurikelwurzel, Baldrianwurzel, Johanniskraut und Weidenrinde mischen, einen Esslöffel mit siedendem Wasser überbrühen, zehn Minuten ziehen lassen, bis drei Mal täglich eine Tasse warm trinken.

Bei Kopfschmerzen aus Nervosität und Überforderung, eventuell mit Übelkeit:

Je zwei Teile Baldrian, Melisse und Rosmarin, vier Teile Pfefferminze mischen, einen Esslöffel davon mit siedendem Wasser überbrühen, zehn Minuten ziehen lassen, bis dreimal täglich eine Tasse warm trinken.

Pflanzliche Therapie

> *Bluthochdrucktee:* zwei Teile Benediktenkraut, Hopfendolden und Weißdornblüten, je drei Teile Mistelzweige und Weidenblätter. Einen Esslöffel der Mischung mit einer Tasse siedenden Wassers überbrühen, zugedeckt zehn Minuten ziehen lassen, abseihen, bis drei Mal täglich warm trinken.

Aus Hildegards Schrift stammen bewährte Rezepte der weitgehend auf Heilkräuter beschränkten Volksmedizin. Gegen *Kopfschmerzen* trinken Sie dazu Tees, die ein gleichwertiges Gemisch aus folgenden Kräutern darstellen: Baldrian, Lavendel, Melisse, Minze, Nelkenwurz und Quendel. Gegen *Bauchkoliken* hilft ein Magen-Darm-Tee aus Schafgarbe, Melisse, Minze, Nelkenwurz und Tausendgüldenkraut. Beim *Rheumatismus* wird zwischen einer milden und einer stärkeren Form unterschieden. Bei ersterer mischen Sie Birkenblätter, Brennnessel, Hauhechel und Johanniskraut, bei zweiterer Arnikablüten, Erdrauch, Goldrute, Seifenkrautwurzel, Vogelknöterich und Zinnkraut. Zusätzlich empfiehlt sich ein *Nerventeegemisch* aus Baldrian, Engelwurz, Hopfen und Schafgarbe.

In der Regel findet man diese Mischungen im Reformhaus. Der herbe und meist bittere Geschmack kann durch Saures oder Süßes gemildert werden. Oft bewährt sich das Hinzugeben von Honig und warmer Milch. Je mehr Sie von diesem Tee trinken, desto wirkungsvoller ist auch die Therapie.

Ein Fertiggemisch gegen entzündliche *Gelenkschmerzen* in Tropfenform wird unter dem Namen Phytodolor®, angeboten. Es enthält Auszüge von Zitterpapperblättern und -rinde, Goldrutenkraut und Eschenrinde. Man nimmt vier Mal täglich 20 Tropfen oder macht da-

Aus Hildegards Schrift stammen bewährte Rezepte der weitgehend auf Heilkräuter beschränkten Volksmedizin

In der Regel findet man diese Mischungen im Reformhaus

Die Schmerzmittel-Lüge

mit Umschläge auf schmerzende Stellen. Die Cesranol-Tropfen enthalten Auszüge aus Hamamelis, Calendula, Kamille, Arnika, Tausendgüldenkraut und Schafgarbenkraut und stehen als Alternative bei Muskel- und Gelenkschmerzen in gleicher Dosierung zur Verfügung. Im Einzelfall kann man die Gesamtmenge erhöhen.

Aber auch einzelne Kräuter finden bei Hildegard Anwendung. Bei *Zahnschmerzen* zerkaut man am besten Gewürznelken und wird eine deutliche Linderung verspüren. Nach *Verletzungen mit starken Schmerzen* macht man kühle Umschläge mit Tinctura Arnicae oder trinkt Steinkleekraut oder Schachtelhalmkraut als Tee. Bei *Krampfaderschmerzen* kann man Rosskastaniensamen versuchen, die unter dem Namen Venostasin®, in der Apotheke rezeptfrei erhältlich sind.

Venostasin darf ja von Ärzten nicht mehr auf Kassenrezept verschrieben werden, weil man es allgemein für wirkungslos hält. Ich erinnere mich an den hartnäckigen Fall einer 54-jährigen Frau mit ziehenden Schmerzen im Umgebungsbereich der Kniegelenke bei Krampfadern, der weder durch Kompressionsstrümpfe und wassertreibende Mittel noch chirotherapeutische und neuraltherapeutische Maßnahmen dauerhaft geholfen werden konnte, die aber sehr gut und dauerhaft auf Venostasin ansprach, das offenbar eine gewisse Entstauung der Venen bewirkte.

In meiner Praxis nimmt die Kräuterheilkunde keinen großen Raum ein

In meiner Praxis nimmt die Kräuterheilkunde keinen großen Raum ein. Beinwellumschläge bei Prellungen des Brustkorbs, die ja bekanntlich über Monate schmerzen können, habe ich schon mehrmals mit Erfolg ausprobiert. Das Gleiche gilt für Arnikaauflagen bei Sportverletzungen, obwohl es nur wenig jüngere Menschen gibt, die sich die Mühe der Herstellung machen. Bei Tees bin ich skeptisch. Mischungen von zehn verschie-

Pflanzliche Therapie

denen Kräutern in Tees erzeugen ein Wirkstoffgewirr, das kein Arzt übersehen kann. Letztendlich hilft dabei nur das Vertrauen in die Gültigkeit uralter Rezepturen. Andererseits komme ich aber auch nicht ganz ohne Klostermedizin aus. Es gibt immer wieder einmal – meist ältere – Patienten, denen ein paar Kügelchen oder Handgriffe oder eine Spritze in der Praxis nicht ausreichen. Sie wollen auch zu Hause etwas aktiv gegen ihre Schmerzen tun, das sie den ganzen Tag beschäftigt und dabei auch von den Schmerzen ablenkt. Neben der Arzneimittelwirkung trägt hier auch das Berühren und Pflegen des eigenen Körpers zur Heilung bei.

Einige Patienten wollen auch zu Hause etwas aktiv gegen ihre Schmerzen tun

Zubereitungsarten pflanzlicher Mittel

Am Anfang des Entschlusses, Pflanzentherapie zu betreiben, steht der Wunsch, sich anstelle einer chemisch synthetisierten Substanz die Produkte oder Überreste eines Lebewesens einzuverleiben, das neben dem Inhaltsstoff, auf den es wohl ankommt, noch eine unbekannte Menge anderer Stoffe enthält, die möglicherweise auch noch Bedeutung haben. Da der Inhaltsstoff in diesem Lebewesen neben vielen anderen enthalten war, könnte es sogar sein, dass diese zusätzlichen Stoffe notwendig sind, um ihn in unseren Körper aufzunehmen.
Darüber, wie man pflanzliche Mittel zubereitet, gibt es keinen Grundkonsens. Sie dürfen nicht davon ausgehen, dass Arzneimittel, die aus einer bestimmten Pflanze gewonnen werden, auch ähnliche Eigenschaften haben. Die Zubereitung kann die in ihr vorhandenen Grundstoffe völlig abändern.
Im Prinzip ist es ja so, dass eine Pflanze in dem Moment, in dem sie gepflückt wird, stirbt und dadurch ihre ursprüngliche Form einbüßt. Die einfachste Form, sie

Darüber, wie man pflanzliche Mittel zubereitet, gibt es keinen Grundkonsens

aufzubewahren, ist, sie entweder für die spätere Verwendung zu trocknen oder in frischer Form auszukochen und die dabei gewonnenen Extrakte als Sud abzufüllen. Es macht einen Unterschied, ob man diesen Sud unter Licht- oder Luftabschluss aufbewahrt oder offen der Lichteinwirkung ausgesetzt lässt. Eine weitere Möglichkeit ist das Ansetzen getrockneter Heilpflanzen in Oliven- oder Erdnussöl. Fettlösliche Heilstoffe treten im Laufe einer Woche bei Temperaturen um die 37°C und unter wiederholtem Rühren in das Öl über.

Schmerzstillende Wirkung der Brennnessel

Man weiß aus der Volksmedizin, dass die *Brennnessel*, die in Wald und Feld gern an geopathologischen Störzonen wächst, eine *schmerzstillende Wirkung* auf den Menschen hat, vor allem bei Gelenkleiden, die durch geopathologische Störzonen entstanden sind. Also bietet jedes Reformhaus Brennnesseltees an, und man hat damit auch gewisse Erfolge. Nun hat im Falle der Brennnessel die Pharmaindustrie festgestellt, dass ihr Extrakt die Prostaglandinsynthese und die Zytokinfreisetzung, vor allem von Interleukin-1 und TNF-alpha, hemmt. Diese Stoffe »machen« den Schmerz, und wenn sie fehlen, bleibt er weg. Warum das so ist, weiß man noch nicht, aber dass es so ist, hat sich herumgesprochen. Es werden also seither immer wieder einmal Anwendungsbeobachtungen erstellt und auch schon seit einer Weile ein Brennnessel-Extrakt in hoher Dosierung (u. a. als Hox alpha®, bis zu drei Kapseln täglich) angeboten, mit dem Argument, dass die in einer Kapsel vorhandene hohe Konzentration von 145 mg Trockenextrakt wirklich schmerzstillend wirksam sein kann. Es geht also um die Frage der Dosierung. Angeblich kann man diese mit Brennnesseltees nur schwer erreichen. Andererseits sind Brennnesseltees billiger, nämlich in Eigenregie herstellbar.

Pflanzliche Therapie

Schon an dieser Stelle zeigt sich, wie unterschiedlich man mit Pflanzentherapie umgehen kann. Manche laufen mit schmerzenden Füßen durch Brennnesseln, andere peitschen sich damit die Haut, Dritte ernten sie und kochen sie aus, Vierte gehen in die Apotheke und kaufen ein Fertigpräparat. Bei diesem ganzen Anwendungswust ist meiner Ansicht nach nur eines zu beachten: Benutzen Sie Brennnesseln in so hoher Konzentration, bis Sie eine Wirkung spüren. Über Risiken und Nebenwirkungen kann Sie keiner aufklären, denn dazu gibt es keine wissenschaftlichen Informationen.

Benutzen Sie Brennnesseln in so hoher Konzentration, bis Sie eine Wirkung spüren

Goethe – ein überzeugter Selbstanwender der Kräutertherapie

Als Johann Wolfgang von Goethe als 43-Jähriger die Kampagne in Frankreich mitmachte und dabei im Freien übernachten musste, war ihm Kampfer für seine Rückenschmerzen, die ihn »beinahe unbeweglich« festhielten, hilfreich. Es war ein »gewaltiges rheumatisches Übel«, das ihn da befiel, und er konnte sich durch Kampferpastillen helfen. Sein liebstes Schmerzmittel wurde ihm aber nach seinem ersten Herzinfarkt im Jahre 1823 Arnika in jeder Form. Er war davon überzeugt, dass sein geliebtes Arnika »diesen unbesiegbaren Schmerz«, der ihn »an die Schwelle seines Lebens zu bringen schien«, besiegen konnte. Und immerhin bescherte es dem 74-Jährigen noch zehn Lebensjahre.

Nun aber weiter mit der Zubereitungsart. Manche Arzneimittelhersteller beschränken sich nicht auf eine einfache Pflanzenernte, sondern lesen Knospen und junge Triebe aus und legen sie in Glycerin ein, um sie dort ziehen zu lassen. Man nennt dieses Verfahren einer künstlichen Fäulnis »Mazeration« und freut sich über die hohe Menge an Wachstumsstoffen und Flavonoiden. Allerdings ist es schwierig, bei diesen Glycerinmazeraten noch von natürlichen Heilmitteln zu sprechen. Das ist für Menschen, für die gerade die Verbindung zu Gottes freier Natur zählt, nicht mehr so gut geeignet, da die »künstliche« Einwirkung durch den Menschen schon sehr weit fortgeschritten ist. Ähnlich steht es aber auch mit ausgetüftelten Überlegungen, zu welchen bestimmten Tageszeiten an welchen Plätzen genau Heilpflanzen zu ernten seien. Manches davon beruht auf uralter Überlieferung, anderes auf ewiggestrigen Vermutungen.

Recht künstlich ist die Heilpflanzenzubereitung mitunter in der anthroposophischen Medizin

Recht künstlich ist die Heilpflanzenzubereitung mitunter in der *anthroposophischen Medizin*, deren Produkte einen Großteil der auf dem Markt befindlichen Präparate darstellen. Einerseits gibt es da den natürlichen Ansatz mit Pflanzengewinnung in eigenem Garten, wobei sich die »Künstlichkeit« dann darauf beschränkt, während der Sudherstellung Licht, rhythmische Bewegung und Musik einwirken zu lassen. Andererseits greift man bei den spargyrischen Mitteln, deren Herstellungsverfahren bis in die Alchemie des Altertums zurückreichen, auf philosophische Vorstellungen über das Wesen des Lebens zurück. Spargyrik war eine im Mittelalter geübte Kunst der Arzneimittelherstellung. Man stellte sich das so vor, dass beim Abkochen eines Pflanzensuds die dabei frei werdenden Dämpfe den »Geist« der Pflanze beinhalten würden. Legte man die Pflanze in Öl, löste sich dabei die »Seele« der Pflanze aus ihr heraus. Verbrannte man eine Pflanze, war die zurückbleibende Asche ihr »Körper«. Damit bei der Arzneimittelherstellung keine dieser verschiedenen »Ebenen« der Pflanze verloren ging, wurde das Destillat der Dämpfe, der Ölauszug und die Asche zu einer Paste gemischt. So fand die Dreieinheit der Geist, Seele und Körper wieder zusammen und konnte dadurch besondere Wirksamkeit entwickeln.

Verschiedene »Heilkräutlein« und ihre Wirkung

Ganz egal, ob Sie das Heilkräutlein, das als Gegengift zu Ihrer derzeitigen Krankheit gilt, suchen oder in einer Heilpflanze die Mischung von Kräften suchen, mit der Sie Vollkommenheit erreichen können: In jedem Fall ist die Therapie mit Pflanzen eine Frage von Zeit und längerer Bemühung.

Das gilt auch für die bei *Kopfschmerzen* häufig angewandte Pestwurz (z. B. Petadolex®). Die bei uns heimische Pflanze, die häufig an lehmigen Bach- und Waldrändern zu finden ist und im Frühjahr durch ihre großen, rosa gefärbten herzförmigen Blätter erfreut, hat ihren Namen dadurch erhalten, dass man ihr im Mittelalter eine Wirkung gegen die Pesterkrankung zuschrieb. Das war zwar nicht der Fall, aber gegen krampfartige Schmerzen hat sie auch schon unseren Vorfahren geholfen, vor allem bei *Gallenkoliken* und *Nierenkoliken*. Heute weiß man, dass die Stoffgruppe der Petasine die Fähigkeit hat, Muskeln zu entspannen und Krämpfe zu lösen. Außerdem scheint auch eine entzündungshemmende Wirkung vorhanden zu sein. Bei der Aufspaltung im Labor fand man neben den nützlichen Petasinen aber auch giftige Pyrrolizidinalkaloide. Sie können die Leber schädigen und sogar Krebs auslösen. Die Natur, die dieses Medikament erfunden hat, präsentiert es im Doppelpack mit einem Gift, das den Menschen töten kann. Die »Natürlichkeit« der Pestwurz muss also im Labor behoben, das Nützliche herausgefil-

In jedem Fall ist die Therapie mit Pflanzen eine Frage von Zeit und längerer Bemühung. Das gilt auch für die bei Kopfschmerzen häufig angewandte Pestwurz

Die Schmerzmittel-Lüge

tert und vom Schädlichen getrennt werden. Von Teeaufgüssen ist also abzuraten. Die in der Apotheke feilgebotenen Fertigarzneimittel aber kann man empfehlen.

> *Pflanzliche Fertigarzneimittel sind meiner Ansicht nach von den Mitteln der Schulmedizin eigentlich kaum noch zu trennen*

Pflanzliche Fertigarzneimittel sind meiner Ansicht nach von den Mitteln der Schulmedizin eigentlich kaum noch zu trennen. Das gilt auch für die Studien zur *Migräne*, die mit Pestwurzpräparaten gemacht wurden. Ohne auf irgendwelche Unterschiede zwischen den einzelnen Menschen zu achten, wurden verschiedene Migräneformen und etwaige Hintergründe unbeachtet gelassen. Alle Teilnehmer wurden über einen Kamm geschoren und ganz im Sinne der Schulmedizin in randomisierte, placebokontrollierte Doppelblindstudien aufgenommen, bei denen mehr als zwei Drittel der Beteiligten angaben, deutlich weniger häufig und im Verlauf mildere Migräneattacken gehabt zu haben. Man beginnt hier mit einer Kapsel morgens und einer Kapsel abends und dosiert bis drei mal täglich zwei Kapseln hoch. In jedem Fall wird jemand, der an Heilung denkt, nicht damit zufrieden sein können, Schmerzen bloß zu dämpfen. Andererseits ist bei Schmerzen jede Hilfe willkommen.

> *Weidenrinde eignet sich für Kopfschmerzen wie auch für Gelenkschmerzen*

Von einer ähnlichen Wirksamkeit wie Aspirin kann man bei Weidenrindenextrakten (z. B. Assalix®, bis 240 mg Trockenextrakt, also vier Kapseln am Tag) sprechen, sofern man sich ein bis zwei Wochen Zeit nimmt, um ihre Wirkung abzuwarten und so weit man sie auch hoch genug dosiert einnimmt. Weidenrinde eignet sich für *Kopfschmerzen* wie auch für *Gelenkschmerzen*. Bei chronischen *Rückenschmerzen* berichten Patienten in Internetforen von einer »stärkeren und schonenderen« Wirkung als durch Nicht-Steroidale Anti-Rheumatika.

Es dauerte eine Weile, bis man auf die Wurzel der südafrikanischen Teufelskralle für die Schmerztherapie aufmerksam wurde. Unter den Buschmännern der Wüste

Pflanzliche Therapie

Kalahari galt sie schon seit Menschengedenken als geeignetes Mittel gegen *Gelenkschmerzen*. Seit der Entschlüsselung des Wirkstoffs Harpagosid wird der Markt von Teufelskrallepräparaten überschwemmt (z. B. Flexiloges®, 480 mg Filmtabletten, eine Tablette morgens, eine Tablette abends), und es gibt nun schon ausreichend gute Studien, um von einer abgesicherten schmerzstillenden Wirksamkeit bei rheumatischen Erkrankungen zu sprechen, und das ohne bislang bekannt gewordene Nebenwirkungen. Wieder aber handelt es sich um eine lindernde, eine dämpfende, keine heilende Wirkung, und wieder muss man seriöserweise von einer ein- bis zweiwöchigen Einnahmedauer sprechen, bevor die Schmerzlinderung eintritt.

Man sollte bei der Pflanzentherapie auch nicht lokale Anwendungen vergessen. Überhaupt wird durch die Umständlichkeit der Durchführung von Wickeln und Umschlägen sehr oft auf diese effektive Form der Schmerztherapie verzichtet.

In letzter Zeit ist die Anwendung von Schmerzpflastern wieder in Mode gekommen – womit nicht die transkutanen Morphinpflaster gemeint sind. Natürlich und wirkungsvoll sind da Pflaster mit Cayennepfeffer (z. B. Hansaplast ABC Wärmepflaster Cayennepfeffer).

Die Wirkung des Inhaltsstoffs der Chili-Schoten, Capsicain, kennen Sie von zu stark gewürzten Speisen. Neben der starken Schleimhautreizung tritt im Mundbereich eine betäubende Wirkung in Verbindung mit einem angenehmen Wärmegefühl auf. Capsicain verhindert die Ausschüttung des Schmerzstoffes Substanz P im Bereich der Nerven. Über schmerzenden Stellen aufgelegt, tritt zusätzlich eine entzündungshemmende Wirkung ein. Dabei sollten Sie aber darauf achten, keine offenen oder geschädigten Hautstellen zu be-

> *Man sollte bei der Pflanzentherapie auch nicht lokale Anwendungen vergessen*

handeln, da dort die Reizwirkung, die Sie bei den Schleimhäuten kennen, zu stark eintritt und die Schmerzen noch verstärken kann. Cayennepfeffer ist als Capsicainsalbe oder Capsicainbalsam in der Apotheke erhältlich und kann bei schmerzhaften Muskelverspannungen und bei rheumatischen Schmerzen eingesetzt werden. Um die Nerven nicht dauerhaft zu reizen, sollten Sie zwischen zwei Anwendungstagen einen Tag Behandlungspause einlegen.

Zusammengefasst lässt sich sagen, dass Pflanzentherapie in unseren Breiten eine Parallelentwicklung der Schulmedizin ist, die ihre besten synthetischen Produkte oft aus dem Reich der Heilpflanzen entnommen und nachgebildet hat. In Indien ist die Pflanzentherapie in das ganzheitliche Konzept des Ayurveda integriert, in China in die traditionelle chinesische Medizin. In beiden Fällen dient die Verwendung einer Heilpflanze nicht der Unterdrückung von Symptomen, sondern wird entsprechend den Grundbedingungen des jeweiligen Menschen und seiner individuellen Reaktionsmechanismen eingesetzt. Im Gefolge Hildegard von Bingens ist die Kräutertherapie eine Mischung aus uralten, heute nicht mehr einsichtigen Empfehlungen und sinnvollen, effektiven Rezepten. In jedem Fall entscheidet die Einstellung des Einzelnen und die Anziehungskraft der jeweiligen Heilmethode auf ihn über die Anwendung.

Die Pflanzentherapie ist in unseren Breiten eine Parallelentwicklung der Schulmedizin

Ayurveda

In den heutigen Reformhäusern gibt es zwei große Abteilungen, in denen pflanzliche Heilmittel angeboten werden. Das eine ist die sich auf Hildegard berufende Klostermedizin, das zweite sind ayurvedische Produkte aus Indien.

Ayurveda heißt Lebenswissen. Niedergelegt ist es in alten Sanskrit-Schriftrollen, deren Alter unbestimmt ist. In den letzten Jahrzehnten hat sich der Maharishi Mahesh Yogi an eine Überarbeitung des Ayurveda gemacht, und diese Heilkunst dabei wesentlich geprägt, vor allem durch Betonung der Transzendentalen Meditation. Nebenher gibt es aber zahlreiche Zentren in Indien und Sri Lanka, die sich einer eigenständigen Fortentwicklung dieser alten Heilmethode widmen.

Im Gegensatz zur traditionellen chinesischen Medizin oder der Chakrentherapie sind die Gedankenansätze des Ayurveda dem europäischen Denken augenscheinlich verwandt. Vielfach empfinden wir diese indischen Vorstellungen nur als fremd, weil wir selbst von der Gedankenwelt des Mittelalters nur mehr wenig wissen. Denn was in Europa einmal die Spargyrik war, eine vertraute Denkweise, lebt in Indien heute noch als Lehre der drei Doshas fort. Ob es sich dabei im Ursprung wirklich um dasselbe Konzept gehandelt hat, kann heute nicht mehr geklärt werden, aber es gibt verblüffende Übereinstimmungen. Was wir Geist nennen, ist in Indien Vata, was wir Seele nennen, Pitta und was wir Körper nennen, Kapha. Vata entsteht aus einer Mischung von Äther und Luft, Pitta aus einer Mischung von Feuer und Wasser und Kapha aus einer Mischung von Wasser und Erde. Dementsprechend ist Vata kopfgesteuert, Pitta leidenschaftlich und Kapha erdverbunden. Die Bedeutung für die Schmerztherapie liegt darin, dass zum Beispiel ein Vata-Typus Wärme braucht, ein Pitta-Typus aber verabscheut. Hat Vata Schmerzen, profitiert er von Wärmekissen, die bei Pitta alles nur verschlechtern würden. Er, der feurige Typus, verschafft

Im Gegensatz zur traditionellen chinesischen Medizin oder der Chakrentherapie sind die Gedankenansätze des Ayurveda dem europäischen Denken augenscheinlich verwandt

sich Erleichterung mit Eisauflagen. Kapha dagegen merkt keinen großen Einfluss von Wärme- oder Kältereizen. Darüber nachzudenken, zu welchem Typus ein Schmerzpatient gehört, hat mir in der täglichen Praxis bei vielen Entscheidungen geholfen. Wie oft kommt es schließlich vor, dass einen ein Patient fragt: »Soll ich nun kalte oder warme Umschläge machen?« Wo bei uns weder Schulmedizin noch die meisten Naturheilkundler eine Antwort wissen, irrt sich das Ayurveda nie.

Es lohnt sich, jeden Schmerzpatienten in die Vata-Pitta-Kapha-Typologie einzuteilen

Darüber hinaus lohnt es sich, jeden Schmerzpatienten in die Vata-Pitta-Kapha-Typologie einzuteilen, wobei Vata-Pitta-Kapha bei jedem in verschiedener Ausprägung vorkommen. Ein Typus, bei dem nur ein Element vorherrscht, ist selten. Oft findet man zwei Doshas nebeneinander, seltener drei Doshas. Es ist interessant, dass die Erfolglosigkeit bei therapieresistenten Schmerzpatienten sehr häufig auf eine Nichtbeachtung dieser Grundveranlagungen beruht.

Aus dem Gesagten wird schnell klar, dass entzündungshemmende NSAR-Medikamente am besten bei Menschen wirken, bei denen die Pitta-Komponente vorliegt. Vata-Typen dagegen können sie nicht vertragen, bekommen alle möglichen Nebenwirkungen und interessieren sich für Massagen oder Krankengymnastik, da sie gerne berührt werden.

Wie soll man sich nun die einzelnen Typen als Schmerzpatient vorstellen?

Wie soll man sich nun die einzelnen Typen als Schmerzpatient vorstellen? Auch die Art der Erkrankung oder Beschwerden entsteht direkt aus dem vorherrschenden Dosha.

Der Kapha-Typ

Nehmen Sie einmal den Kapha-Typ, den gleichmütigen, kräftigen, vitalen Menschen mit dem schweren Leib und den weichen Gesichtszügen. Er klagt nicht leicht über Schmerzen und tut er es doch, dann handelt es sich meist um die Folgen einer langjährig entstandenen Stoffwechselüberlastung. Die Gelenke sind überlastet, das Bindegewebe durch Schlacken in seiner Funktion beeinträchtigt. Es handelt sich um Spätfolgen im organischen Bereich, bei denen man sehr oft auch eine organische Lösung finden muss. Hier kommt das Entschlacken, das Hungern und vielleicht auch einmal der Gelenksersatz infrage.

Anders steht es beim Pitta-Typen, dem Feurigen, Leidenschaftlichen und Willensstarken. Er neigt zu Extremsportarten und kennt den Schmerz von zahlreichen Verletzungen, die er mannhaft erträgt. Er wird selten über seelische Schmerzen klagen, denn er ist jemand, der sich durchsetzt, unbeirrt seinen Weg gehen kann und die Meinungen anderer Menschen nicht besonders wichtig nimmt. Schmerztherapie ist für ihn meist gar nicht notwendig und wenn doch, dann muss sie rasch wirken und effektiv sein. Ein Pitta-Typ hat kein großes Verständnis für die Umstimmungsversuche naturheilkundlicher Maßnahmen. Er verachtet Menschen, die »Wehwehchen« allzu ernst nehmen und hat kein Problem damit, sich als Maschine zu begreifen, die im Schadensfall nach Ersatzteilen ruft.

Der Pitta-Typ

Der Vata-Typ

Er ist aus »Äther« und »Luft« gemischt und hat Eigenarten, die an den Wind erinnern, und das auf der Ebene der Seele, des Geistes und des Körpers. So ist nicht nur seine Haut sehr oft trocken und wird rau und leicht kühl, sondern man kann auch seinen Sinn für Humor so empfinden. In der Liebe ist Vata unbeständig, lässt sich nicht festnageln, wirkt verspielt, manchmal schroff und verletzend. Besonders im Geistigen zeigt sich die Stärke von Vata: Da ist die intellektuelle Wendigkeit, die Fähigkeit, Meinungen zu wechseln und brillant zu formulieren, den Advocatus diaboli zu spielen. Vata steht allerdings geistig oft fest mit beiden Beinen – in der Luft!

Der Vata-Typ im Gleichgewicht

Befindet sich der Vata-Typ innerlich im Gleichgewicht,
dann fällt an ihm trotzdem der leichte Körperbau auf. Vata-Typen sind schlanke, eher magere Menschen, die sich aufgrund ihrer Kreativität und Flexibilität sehr stark für künstlerische, schöpferische Aufgaben eignen. Durch die Wachheit und die Lebendigkeit ihres Verstandes sind sie das Salz jeder Planungsabteilung.
Körperlich vertragen sie warmes und feuchtes Wetter gut. Wird es aber kühl oder trocken, wird ihre Schwäche spürbar. Im Winter haben sie kalte Hände und Füße und bei starkem Wind fühlen sie sich unwohl, ihre Haut trocknet stark aus.
Der Schwachpunkt von Vata ist die Verdauung. Sie vertragen deftige Speisen schlecht, müssen eher häufiger essen, um sich nicht zu überlasten.

Der Vata-Typ im Ungleichgewicht

Ist der Vata-Typ im Ungleichgewicht und krank,
dann treten die Nachteile dieser Konstitution in den Vordergrund. Die Wendigkeit wird zur Ziellosigkeit, die Flexibilität zu unproduktiver Rastlosigkeit. Vata-Typen kriegen nichts mehr »gebacken«, wirken unkonzentriert und zerstreut. Vor allem nachts kommt ihr Kopf nicht zur Ruhe, sie denken alles noch einmal unproduktiv durch. Je weniger Schlaf sie finden, desto schlechter geht es ihnen. Sie werden ruhelos, ängstlich, nervös

und verausgaben sich durch geringste Anstrengungen. Sie sind häufig verfroren, haben trockene, schuppige Haut, stumpfes Haar und klagen über Verdauungsbeschwerden, Kopfschmerzen und Ohrgeräusche.

Der Pitta-Typ

Pitta ist die Verbindung von Feuer und Erde und deshalb in fast allem das Gegenteil von Vata. Ein Pitta-Typ hat geschmeidige Haut, sieht blendend aus, voller Saft und Kraft. Es fallen einem sofort zwei Dinge auf: ein starker Wille, der zäh und unerbittlich verfolgt, was er will, und wenn es noch so lange dauert – und ein Übermaß an Gefühl. Pitta ordnet alles seinem leidenschaftlichen Gefühl unter, denkt nur aus dem Bauch heraus und sucht sich die Welt zu unterwerfen. Dabei hat der Verstand und die feinen Unterscheidungen zwischen einzelnen Ideen oder Konzepten nur ganz geringe Bedeutung. Ein intelligenter Pitta-Typ ist ein schlechter Anwalt, aber ein guter Anführer, weshalb er gern in die Wirtschaft oder Politik geht, während Vata eher in Bürokratenburgen versauert. Der Witz vom Pitta-Typ ist hart, aber herzlich, feinsinnige Formulierungen verachtet er nur. Wo Vata am liebsten warme Süppchen löffelt oder an Tees nippt, die nach nichts schmecken, liebt Pitta alles, was scharf und deftig ist, und kann das auch vertragen. Er liebt Sportarten, bei denen er kämpfen und sich beweisen muss und siegt gern.

Pitta – ein starker Wille und ein Übermaß an Gefühl

Befindet sich der Pitta-Typ innerlich im Gleichgewicht,
fällt einem die mittlere, kompakte Statur auf, die selten fettleibig wird. Ein Pitta-Typ ist die Seele einer Abteilung – er sorgt für Stimmung, hat Führungsqualitäten, sucht immer neue Herausforderungen und ist ein glänzender Organisator. Er hat endlose Energie, wo Vata schon längst erschöpft ist, und hat immer Appetit.

Ist der Pitta-Typ im Ungleichgewicht und krank,
sehen wir, wie das Leben ihn mitgenommen hat. Während Vata schon jugendlich etwas ältlich aussehen kann, sein Aussehen sich dann aber bis ins hohe Alter nur wenig ändert, blüht Pitta in der Jugend bis ins mittlere Alter und kommt dann in eine Krise. Die Kerze brannte sozusagen von beiden Seiten und nun merkt man die Neigung zu vorzeitigem Ergrauen und Haarausfall; aus der ehemals unbegrenzten Kraft und mitreißenden Energie wird nun die Neigung zu Gereiztheit, Zorn und Eifersucht. Das Feuer verzehrt nun innerlich, wodurch eine starke Abneigung gegen alles Heiße entsteht. Im Sommer – früher »seine Zeit« – fühlt sich der Pitta-Typ nun unwohl, er mag keine stark gewürzten Speisen mehr und fühlt sich nun durch Hitzewallungen gequält. Er neigt zu Entzündungen aller Art: Gelenksentzündungen, Gallenblasenentzündungen, Leberentzündungen. Typisch für ihn ist auch Sodbrennen mit Magengeschwür oder Zwölffingerdarmgeschwür.

Pitta altert schnell

Der Kapha-Typ

Kapha ist eine Verbindung zwischen Wasser und Erde. Der Kapha-Typ ist schwer in allem. Er wird körperlich sehr schnell schwer, und das aus einer gewissen Ernsthaftigkeit und Trägheit heraus. Er ist der Verlässliche, der seine Arbeit solide, langsam, aber gründlich erledigt. Seelisch kann er einen Gram Jahrzehnte mit sich herumtragen, ist aber auch zu Freundschaft, Loyalität und Opfermut fähig. Es ist eine Stärke in Kapha, die Vata und Pitta weder aufbringen noch überhaupt verstehen können. Kapha ist ein Fels – unbeweglich und starr, aber auch beschützend. Die Wasserkomponente zeigt sich in einer großen Fruchtbarkeit, sowohl körperlich als auch im kreativen Bereich. Was Kapha ausbrütet, hat Substanz und ist wohl fundiert, nimmt aber nur ganz langsam Gestalt an.

Befindet sich der Kapha-Typ innerlich im Gleichgewicht,
fällt uns schnell der stabile, schwere Körperbau auf und das Methodische, Geduldige, Ausdauernde in allem. Kapha wird leicht unterschätzt, bis man die Qualität der Arbeit bemerkt. Ein Kapha-Typ ist auch ein Tüftler. Er hat die Geduld dazu, während Vata längst hunderttausend andere Ideen verfolgt und Pitta unmutig alles hingeworfen hat. Kapha wird als »Fels in der Brandung« empfunden, aber auch als wertkonservativ und spießbürgerlich. Wenn man Experten sucht, die ihr Fach beherrschen, wende man sich an Kapha-Typen. Sie empfinden Routine als angenehm und können ausdauernd und ohne das geringste

Der Kapha-Typ ist schwer in allem

Kapha wird leicht unterschätzt

Die Schmerzmittel-Lüge

> schlechte Gewissen faulenzen. Sie haben nicht den Hunger und die Gier von Pitta, sind eher Genießer und Langschläfer, die nichts schöner finden als die Höhle eines warmen Bettes.
>
> *Ist der Kapha-Typ im Ungleichgewicht und krank,* macht sich seine Neigung zu Übergewicht bemerkbar. Das Langsame, Lethargische führt zu einem Eindicken der Körpersäfte. Er hat später im Leben, wenn Störungen zunehmen, sehr oft eine verstopfte Nase und eine chronische Nasenschleimhautentzündung. Der Stuhlgang ist träge. Seelisch zeigt sich ein Beharren auf seiner Meinung, eine Sturheit und Unbeweglichkeit und die Neigung zu Geiz.
> Typische Krankheitssymptome sind allgemeine Verschleimung und Fettleibigkeit.

Vata ist immer in Bewegung

In der naturheilkundlichen Schmerztherapie finden sich viele Vata-Typen – zierlich, vergeistigt und überempfindlich. Vata ist immer in Bewegung, geistig, körperlich und emotional. Vata ist wach und klar, denkt schnell und spricht schnell und ist wenig erdverbunden. Die Haut ist das wichtigste Organ des Vata-Menschen, er ist empfindsam und möchte berührt werden. Wo der Kapha-Mensch am liebsten isst und der Pitta-Mensch am liebsten schaut, wird der Vata-Mensch über Berührung – und das auf allen Ebenen – erreicht. Im Laufe der Zeit führt diese Empfindlichkeit zu Nervosität, Angst, Sorgen, Zittrigkeit, Gedankenzudrang, kalten Händen und Füßen, zu einer kalten Nasenspitze, zu Schlafstörungen, Ohrgeräuschen, Hörsturz, Stuhlverstopfung, Blähungen, trockener Haut und Schleimhäuten, Ge-

Konstitutionstypen im Ayurveda

Der Vata-Typ

trocken, leicht, kalt, beweglich, rau, schnell, subtil

Im Gleichgewicht:
kreativ, flexibel, eloquent, innovativ, lebendig, wach. Warmes und feuchtes Wetter gut, kaltes Wetter schlecht. Appetit und Verdauung wechselhaft.

Im Ungleichgewicht:
Fängt viel an, wenig Ausdauer; lässt sich leicht ablenken, unkonzentriert, leicht zerstreut, ruhelos, unruhiger Schlaf; kalte Hände und Füße; nervös, furchtsam, viele Ängste; verausgabt sich schnell

Typische Krankheitssyptome:
Verdauungsstörungen, Kopfschmerzen, Tinnitus

Der Pitta-Typ

heiß, scharf, leicht, flüssig, leicht, ölig, beweglich

Im Gleichgewicht:
mittlere Statur, sehr intelligent, scharfsinnig, ehrgeizig, guter Redner; sucht neue Herausforderungen, übernimmt gerne Führungsaufgaben; Organisationstalent, hohes Energieniveau, lebhafter Appetit

Im Ungleichgewicht:
Neigung zu vorzeitigem Ergrauen und Haarausfall, Neigung zu Gereiztheit, Zorn und Eifersucht; Abneigung gegen Hitze; Tendenz, sich zu überfordern

Typische Krankheitssymptome:
Entzündungen, vor allem der Augen; Magengeschwür, Sodbrennen, Hitzeschübe

Der Kapha-Typ

schwer, kühl, weich, zähflüssig, langsam, fest, glatt, ölig

Im Gleichgewicht:
stabiler, schwerer Körperbau; methodisch, geduldig, ausdauernd, tüftelt gerne, plant, organisiert; ausgeglichene Persönlichkeit, »Fels in der Brandung«; Routine wird als angenehm empfunden. Mäßiger Hunger, Genießer; tiefer und langer Schlaf; Wärme ist wohltuend.

Im Ungleichgewicht:
Langsame Verdauung, Neigung zu Übergewicht, Tendenz zu Gier, Neid; Besitztrieb; langsam, lethargisch.

Typische Krankheitssymptome:
Verschleimung, Fettleibigkeit

Die Schmerzmittel-Lüge

> **Der überwiegende Anteil von Schmerzpatienten sind Vata-Menschen**

wichtsabnahme, Nervenlähmungen, nervösen Herzbeschwerden, hohem Blutdruck. Vor allem aber führt es zu Schmerzen: Spannungskopfschmerzen, Schmerzen vor und während der Menstruation, zu Verspannungen im Bereich der Schulter-Nacken-Muskulatur, zu Kreuzschmerzen, Krämpfen, Ziehen, Elektrisieren und Spannen. Der überwiegende Anteil von Schmerzpatienten sind Vata-Menschen, weshalb Schmerztherapie im Ayurveda sehr oft gleichbedeutend mit dem Ausgleich einer Vata-Störung ist.

Eine große Bedeutung hat dabei die Farbe Blau. Wenn Sie Schmerzen haben, sollten Sie sich mit Blautönen umgeben. Wenn Sie meditieren, dann am besten, indem Sie in einen blauen Himmel schauen. Blaulichtbestrahlungen werden in der Zahnheilkunde angewendet, der Blauanteil des Lichtspektrums scheint schmerzstillend zu sein. Vata-Typen sollten möglichst warm und ausgewogen essen, gewürzte, milde Speisen in kleinen Portionen und mehrmals täglich. Salzig

> **Im Ayurveda geht es nie um eine Unterdrückung von Krankheit, sondern um eine Umstimmung**

und süß sind wichtige Bedürfnisse. Sie sollten aus Grundnahrungsmitteln wie Reis, Nudeln, Teigwaren, Brei oder Milch gedeckt werden. Da es im Ayurveda nie um eine Unterdrückung von Krankheit, sondern um eine Umstimmung geht, sind Heilkräuter sehr oft gleichbedeutend mit Gewürzen und Küchenkräutern. So wirken beim Schmerzpatienten in Vata-Verstimmung Kreuzkümmel, Anis, Fenchel, Asa foetida beruhigend. Zimt verzaubert Süßspeisen, Kurkuma stärkt die Leber. Ayurvedische Versandhäuser bieten Ihnen eigene Vata-Tees mit einer entsprechenden Gewürzmischung an.

Ein Vata-Überschuss ist gleichbedeutend mit einer Störung im Bereich des Dickdarms, weshalb in Ayurveda-Kliniken bei Schmerzsyndromen Einläufe mit Sesamöl oder Heilpflanzensud zur Anwendung kommen. Um welche Heilpflanzen, Mineralien, Metalle oder Edelsteine es sich dabei handelt, wird dabei nur selten erwähnt. Zu großen Teilen findet man aber auch hier wieder Küchengewürze und Öle. MA 634 enthält vor allem Pfefferminzöl, von dem wir schon erfahren haben, dass es beim Auftragen auf die Kopfhaut Paracetamol und Aspirin Konkurrenz machen kann. Gegen Halsschmerzen nehmen Sie MA 333, das sind Lutschpastillen mit Nelkenextrakt, schwarzem und langem Pfeffer, Muskatnuss, Lakritze und Minze. Man kann all diese Mittel bei ayurvedischen Versandhäusern bestellen.

Ayurvedische Medizin, weitere Beispiele:
- MA 104 bei Migräne
- MA 332 bei anderen Kopfschmerzformen
- MA 505 bei Gelenkschmerzen
- MA 631 bei Rückenschmerzen

Schüßlersalz-Therapie und Homöopathie

Die so genannte klassische Homöopathie beruft sich auf ihren Gründer, Christian Friedrich Samuel Hahnemann, der 1796 die Homöopathie als Heilmethode begründete und im Jahr 1810 in seinem »Organon der rationellen Heilkunde« die erste und bislang einzige Methodik über das Wesen von Krankheiten, ihrer Entstehung und ihrer Heilung erstellte.
Die Grundlage jeder Heilung ist die Ähnlichkeit des Arzneimittels mit der Krankheit beziehungsweise mit ihrem Auslöser. Nicht »Gleiches wird durch Gleiches«

Die Grundlage jeder Heilung ist die Ähnlichkeit des Arzneimittels mit der Krankheit beziehungsweise mit ihrem Auslöser

Die Schmerzmittel-Lüge

»Ähnliches durch Ähnliches« heilen

geheilt, sondern »Ähnliches durch Ähnliches«, ein ganz wichtiges Prinzip. Ein Schmerz, der uns widerfahren ist, kann nicht durch einen gleichen Schmerz geheilt werden, sondern wird durch ihn eher noch verstärkt. Findet man aber etwas Ähnliches, zum Beispiel ein homöopathisch potenziertes Arzneimittel, das beim Gesunden einen ähnlichen Schmerz verursachen kann, kommen unwillkürliche geistig-seelische Assoziationskräfte ins Spiel, die in der Lage sind, diesen Schmerz aufzuheben.

Fallbeispiel Homöopathie: Bandscheibenvorfall

Heilung durch Rhus toxicodendron

Eines Morgens beim Aufstehen aus dem Bett verspürte ich einen scharfen Ruck in der Lendenwirbelsäule, der später als Bandscheibenvorfall diagnostiziert wurde. Der Homöopath hatte gemerkt, dass ich sehr unruhig war und nur durch ständige Bewegung den Schmerz erträglich machen konnte. Dieser war durch Kälteeinwirkung entstanden und verursachte auch noch eine auffallende Steifigkeit im Kreuz. All diese Symptome sind typisch für Rhus toxicodendron, den Giftsumach, weshalb diese Substanz auch besser als alle anderen schulmedizinischen Mittel half. Dabei wurde der Schmerz nicht nur gelindert – er verschwand auf der Stelle. Durch die Wahl des richtigen Mittels wurde der steife Rücken frei von Verspannungen. Einige Monate später merkte ich beim Schwimmen noch, dass mein Rücken im Vergleich zum Vorjahr etwas verschoben und steifer war und dass im kalten Wasser der Schmerz andeutungsweise wiederkehrte. Im darauf folgenden Sommer waren auch diese Beschwerden vollständig verschwunden.

Es hatte also eine Heilung stattgefunden, keine Unterdrückung. Wenn ein schulmedizinisches oder pflanzliches Mittel ausheilend wirkt, dann nur dadurch, dass

Schüßlersalz-Therapie und Homöopathie

die Bahn frei werden kann für die Selbstheilungskräfte. Diese selbst zu erwecken vermögen sie im Gegensatz zur Homöopathie nicht. Das ist es, was die Homöopathie so interessant macht und wahrscheinlich auch den gegenwärtigen Boom, den diese Heilmethode in Deutschland erlebt, erklärt.

Ein weiteres Charakteristikum der Homöopathie ist das Verdünnen des Arzneimittels, die Dosisreduktion. Hinzu trat in späteren Jahren auch noch der Versuch, dem Arzneimittel durch Verreiben, Schütteln oder Stoßen Energie mitzuteilen. Hahnemann stellte seine Arzneimittel alle selbst her und erstellte ausgetüftelte Anleitungen, die heute mehr oder minder genau von verschiedenen Herstellern berücksichtigt werden.

Ein weiteres Charakteristikum der Homöopathie ist das Verdünnen des Arzneimittels

Bei höheren »Potenzen« findet man organisch gesehen kein Molekül der Ausgangssubstanz, weshalb Anhänger der Physik des 19. Jahrhunderts diese Form der Homöopathie als Humbug und Scharlatanerie abtun. Menschen, die sich mit Quantenphysik beschäftigt haben, werden da schon vorsichtiger. Wenn man berücksichtigt, dass es Materie wie in unserer alten Vorstellung gar nicht gibt und man auf Atomebene auf ein materielles Nichts stößt, das nur von Energiezuständen dominiert wird, erkennt man, dass sich die Betrachtung der Homöopathie mit dem Bild des »einzelnen Moleküls Wirkstoff im unendlichen Meer der Trägersubstanz« längst überholt hat.

Die Homöopathie verwendet Produkte von Menschen, Tieren, Pflanzen und anorganischen Materialien, bereitet sie als Arzneimittel zu und testet sie an gesunden Versuchspersonen. Je nachdem, welche Symptome die dabei berichten, werden Arzneimittellehren erstellt, die kranken Menschen mit ähnlichen Symptomen zur Verfügung stehen. Mittlerweile sind mehr als

Die Homöopathie verwendet Produkte von Menschen, Tieren, Pflanzen und anorganischen Materialien

Die Schmerzmittel-Lüge

200 Jahre seit der Gründung der Homöopathie vergangen und unzählige Arzneimittelprüfungen durchgeführt worden, sodass man die großen, wichtigen Arzneimittel schon sehr gut kennt.

> ### Verträgt sich Homöopathie mit Pfefferminztee?
>
> Von Samuel Hahnemann stammt das Diktum, dass eine homöopathische Behandlung durch zahlreiche Störfaktoren abgeschwächt werden kann. Deshalb erstellte er auch einen umfassenden Einschränkungskatalog für seine Patienten, bei dem obenauf das Verbot stimulierender Getränke und solcher, die ätherische Öle enthalten, darunter Kaffee, Schwarztee, Grüntee, Pfefferminztee und Kamillentee stand. Eine der Hauptausbreitungsgebiete der Homöopathie ist aber Südamerika, wo Kaffeegenuss allerdings de rigeur ist und dieses Verbot in der Regel missachtet wird. Als nun auffiel, dass es dort zu keiner messbaren Abnahme der Stärke homöopathischer Arzneimittelwirkungen kam, geriet dieser Einschränkungskatalog ins Wanken. Willibald Gawlik, der die Homöopathie in Deutschland wesentlich geprägt hat, meinte dazu einmal: »Ein Mittel, das richtig gewählt ist, wirkt, egal wie stark Sie es stören wollen.« Diese Meinung hat sich heute bei vielen Homöopathen durchgesetzt und lässt sich durch meine persönliche Erfahrung bestätigen.

»Ein Mittel, das richtig gewählt ist, wirkt, egal wie stark Sie es stören wollen.«

Schüßlersalz-Therapie und Homöopathie

Eine Abspaltung der Homöopathie: die Schüßlersalz-Therapie

Vor etwa 150 Jahren entstand eine Abspaltung der Homöopathie, die damalige Erkenntnisse der Naturwissenschaften, Physik, Chemie, Anatomie und Physiologie mit einbezog und sich auf homöopathische Arzneimittel beschränkte, die als Grundbaustoffe des Körpers dienen und im Stoffwechsel wie auch bei der Kommunikation der Zellen miteinander besondere Bedeutung haben.

Diese Lehre, auch »Biochemie« genannt, wurde vom Oldenburger Arzt Dr. med. Wilhelm Heinrich Schüßler im Jahre 1874 begründet. Schüßler war ein Homöopath, der sich für die Stoffwechselvorgänge im menschlichen Körper interessierte und feststellte, dass die einzelnen Zellen durch Ausscheidung und Aufnahme von Mineralsalzen miteinander kommunizieren. Seine Heillehre wollte er deshalb auch so verstanden wissen, dass dabei Mangelzustände an Salzen zu Funktionsstörungen führen, die letztendlich in Krankheiten münden.

Die Mineralsalztherapie nach Dr. Schüßler hat ihre Wurzeln in der Physiologie und Biochemie, der Ernährungsmedizin und Homöopathie. Die Überlegung ist folgende: Mineralsalze haben in unserem Körper höchste Bedeutung bei allen Stoffwechselvorgängen. Wenn Mineralsalze fließen, ändern sich elektrische Spannungsverhältnisse zwischen Zellen, öffnen oder schließen sich Zellwandporen, ändert sich die Natur von Sekreten, wird Flüssigkeit aufgenommen oder ausgeschieden. Der Mineralsalzgehalt von Geweben bestimmt die Stabilität, Form und Elastizität. Gerade unser Zentralnervensystem, diese weiche, gallertartige Masse, wird regiert von Mineralsalzflüssen. Das 20. Jahrhundert war geprägt von der Erkenntnis, dass Hormo-

Schüßler: Mangelzustände an Salzen führen zu Funktionsstörungen

Die Schmerzmittel-Lüge

ne als Botenstoffe des Gehirns und neuroendokriner Zellen in verschiedensten Körpergeweben diese Salzflüsse beeinflussen. Man kann zwar im Einzelnen nicht erklären, warum der eine oder andere Wassereinlagerungen hier oder da in bestimmten Körperteilen bevorzugt erlebt, kann aber auch hier davon ausgehen, dass Gehirn und Salze miteinander kommunizieren und gemeinsam einen Betrieb aufrechterhalten, der den Stoffwechsel, das beständige Auf- und Abbauen von Substanzen und Energieeinheiten, am Laufen hält. All das zusammen nennt man Leben, und die Mineralsalze nehmen dabei eine zentrale Stellung ein.

Gehirn und Salze kommunizieren miteinander

Nun sind Salze ja in gewissen Konzentrationen in den Geweben schon enthalten. Wirken sich nun Mangelzustände negativ aus und reicht es, hier Salze wieder zu ersetzen, oder handelt es sich um ein anderes Phänomen? Denn offenbar macht es schon einen Unterschied, dass Schüßlersalze einen homöopathischen Potenzierungsvorgang durchlaufen haben.

Die Quantenphysik lehrt uns, dass uns auf atomarer Ebene keine Materie, sondern Energiezustände erwarten, und dass man durch feste Materialien hindurchgreifen könnte, wenn uns nicht die Intensität von Kraftfeldern daran hindern würde. Diese Energiezustände können bis zu einem gewissen Grad durch Druck, Zug oder Wärme beeinflusst werden, wie jedes Kind weiß, das einen Stock durchgebrochen oder Eis in der Hand geschmolzen hat. Es geht hier nicht um Atomspaltung, die lässt sich mechanisch nicht erreichen, wohl aber um die Frage, ob die Atome eines Mineralsalzes, das gerieben, gestampft oder geschüttelt wird, die dabei verbrauchte kinetische Energie aufnehmen und einer Trägerlösung mitteilen und somit quasi eine Erinnerungsfunktion ausüben können. Homöopathen und Schüßlersalz-Therapeuten beantworten die Frage aufgrund eigener Erfahrungen und Erfahrungen mit ihren Patienten mit Ja, es muss so sein. Von Seiten der Physik gibt es bislang Hinweise, dass es so sein könnte, aber keine schlüssigen Beweise. Die endgültige Beantwortung der Frage muss auf die Zukunft verschoben werden.

Die zweite Frage bei der Überprüfung der Wirksamkeit von Mineralsalzen ist jene, in welcher Stoffkonzentration man sie dem menschlichen Körper anbieten soll. Wer heute an Osteoporose leidet, erhält die Empfehlung, bis zu ein Gramm eines Calciumsalzes täglich zu sich zu nehmen. Man erhofft sich damit eine Verlangsamung des Calciumabbaus in den Knochen. Ein Liter »Vittel«-Mineralwasser enthält 91 mg Calcium, und ein Liter »Volvic«-Quellwasser nur 11,5 mg, also etwa ein 100tel bis 1000tel der empfohlenen Menge. Und doch sind das immer noch Calciummengen, die die Mengen von Calcium in einem Schüßlersalz weit übersteigen. Eine Tablette Calcium fluoratum D6 nach Schüßler enthält 0,00025 mg Calcium, eine Tablette D12 gar nur noch 0,00000000025 mg.

In welcher Stoffkonzentration soll man Mineralsalze dem menschlichen Körper anbieten?

Wie soll man sich die Wirkung so geringer Calciummengen erklären? Die Antwort Schüßlers war folgende: Es geht nicht darum, große Mengen anzubieten, sondern die Konzentration so weit herunter zu verdünnen, dass man sogar den Calciumgehalt von Leitungswasser um ein Vielfaches unterschreitet. Die kranke Zelle, die unter einer Calciumfunktionsstörung leidet, profitiert von einem Calciumangebot auf Zellniveau und kann nur dann heilen, wenn man auf diesem Niveau therapiert.

Es gibt im Körper insgesamt 11 solcher Mineralsalze. In der Schmerztherapie wichtig sind folgende Salze:

Salz Nr. 1: Calcium fluoratum D12:
Es ist im Bindegewebe für Festigkeit und Stabilität zuständig und hilft dadurch Schmerzen zu lindern, die durch zu weiches oder brüchiges Gewebe, insbesondere Narben, entstehen.

Für die Schmerztherapie wichtige Mineralsalze

Salz Nr. 2: Calcium phosphoricum D6:
Es wirkt sehr häufig bei älteren Menschen mit fortgeschrittenen Wirbelkörperveränderungen, durch die die dazwischen austretenden Segmentnerven bedrängt werden. Man merkt das sehr häufig morgens beim Aufwachen durch Ameisenlaufen in den Armen. Leidet ein Mensch, der dieses Ameisenlaufen kennt, unter Kopfschmerzen oder Wirbelsäulenschmerzen, bilden sich diese oft unter Calcium phosphoricum zurück.

Salz Nr. 3: Ferrum phosphoricum D12:
Es wird im Frühstadium von Infekten gebraucht, wenn Eisen in die Entzündungszellen aufgenommen wird. Die in diesem Stadium oft aufgetretenen Kopfschmerzen, Gliederschmerzen oder Halsschmerzen bilden sich zurück.

Salz Nr. 5: Kalium phosphoricum D6:
Es gilt als Nervensalz und verbessert Schmerzen, die aus Schlaflosigkeit, Überreizung und Erschöpfung resultieren.

Salz Nr. 7: Magnesium phosphoricum D6:
Es ist ein bewährtes Mittel bei Krämpfen und Muskelschmerzen. Magnesium setzt die elektrische Spannung von Muskeln und somit ihren Tonus herab. Wer unter Verkrampfung der Nackenmuskulatur leidet, profitiert von einigen Tabletten Magnesium phosphoricum oder bereitet sich eine »Heiße Sieben« zu, bei der 10

Tabletten in einem Glas heißen Wasser verrührt und langsam schlürfend getrunken werden.

Salz Nr. 8: Natrium chloratum D6:
Dieses Salz regelt den Wasserhaushalt im Körper und ist hilfreich bei Spannungskopfschmerzen, vor allem bei den von den Schläfen ausgehenden.

Salz Nr. 9: Natrium phosphoricum D6:
Es verringert die Übersäuerung von Geweben und ist hilfreich bei Muskelkater oder Sodbrennen.

Salz Nr. 11: Silicea D12:
Es handelt sich dabei um die Kieselsäure, die ebenfalls für Festigkeit und Elastizität im Gewebe zuständig ist.

Fallschilderung
Ein 69-jähriger Patient, emeritierter Hochschulprofessor, rief mich eines Abends an. Er leide am ganzen Körper unter Schmerzen, die ihn plötzlich angefallen hatten und die er so noch nicht kannte. Als ich bei ihm eintraf, ergab die körperliche Untersuchung neben leichtem Fieber, einer Rötung des Rachens, einem mäßig erhöhten Blutdruck von 160/90 und geröteten Wangen keine Auffälligkeiten, weshalb ich von einem beginnenden viralen Infekt ausgehen konnte. Das war um 21 Uhr. Zu Bett gehen wollte er um 23 Uhr. Ich empfahl ihm, bis dorthin alle zehn Minuten eine Tablette Ferrum phosphoricum D12 zu lutschen. Am nächsten Abend rief er mich äußerst beeindruckt an. Eine leichte Verbesserung der Schmerzen sei schon vor dem Einschlafen spürbar gewesen. Er habe eine starke Müdigkeit bemerkt. Heute Morgen, beim Aufwachen, sei er vollkommen gesund gewesen. Es zeigte sich auch in der Folge kein Infekt.

Ferrum phosphoricum D12 bei viralem Infekt

> ### Dosierung von Schüßlersalzen
>
> Je nach Beschwerden können bis zu vier Salze gleichzeitig eingenommen werden, wobei man darauf achten sollte, die Einnahme von Natrium, Kalium oder Calcium zeitlich voneinander zu trennen, d. h. mindestens fünf Minuten zu warten, da sich deren Salze gegenseitig in der Wirkung abschwächen können. Man nimmt jede Tablette einzeln, lässt sie im Mund zergehen und wartet dann einige Minuten, bevor man eine weitere Tablette einnimmt. Bei chronischen Schmerzen sollten Sie fünf Tabletten eines Salzes täglich mindestens über 20 Tage einnehmen, bevor Sie erkennen können, ob es wirkt.

Meiner Beobachtung nach gibt es übrigens Natrium-, Kalium- und Calcium-Typen. Der Natrium-Typ definiert sich über Leistung, der Kalium-Typ über Ordnung und Zwang und der Calcium-Typ über Sicherheit und Familie. Je nachdem, welchem Typen Sie am ähnlichsten sind, werden Sie von Salzen dieser Kategorie am stärksten profitieren. Dies ist für Sie allerdings erst wirklich wichtig, wenn Sie stärker in die Schüßlersche Therapie einsteigen wollen.

Auswahl von Schüßlersalzen für bestimmte Schmerzzustände

Hier eine Auswahl von Schüßlersalzen für bestimmte Schmerzzustände:

Muskelrheumatismus
Ferrum phosphoricum – Kalium chloratum im Wechsel, $1/2$-stündlich 1 Tablette
Bei Schmerzen durch Bewegung

Magnesium phosphoricum $^1/_4$-stündlich 1 Tablette in heißem Wasser
Bei schießenden, bohrenden, umherwandernden Schmerzen

Calcium phosphoricum 5 x täglich 1 Tablette
Schmerzen mit Taubheits- und Kältegefühl oder »Ameisenlaufen«

Gelenkrheumatismus
Ferrum phosphoricum $^1/_4$-stündlich 1 Tablette
Am Anfang, besonders bei fieberhaftem Auftreten

Kalium sulfuricum $^1/_2$-stündlich 1 Tablette
Bei wandernden Schmerzen, Verschlimmerung nachts

Magnesium phosphoricum alle 10 Minuten 1 Tablette
Wenn Schmerzen besonders heftig werden

Calcium phosphoricum 5 x täglich 1 Tablette
Bei chronischem Gelenkrheumatismus und zur Nachbehandlung

Schüßlersalze bei Schmerzen

Kopfschmerzen
Ferrum phosphoricum $^1/_4$-stündlich eine Tablette
Bei drückenden Schmerzen mit Blutandrang zum Kopf, Schwindel, Übelkeit, Erbrechen und Sehstörungen

Kalium phosphoricum $^1/_4$-stündlich eine Tablette
Bei nervösen Kopfschmerzen mit Reizbarkeit, Schlaflosigkeit nach geistiger Überanstrengung und Ärger

Natrium chloratum $^1/_2$-stündlich 1 Tablette
Nach erschöpfenden Krankheiten und schlechtem Schlaf, Kopfschmerz den ganzen Tag

Magnesium phosphoricum $1/4$-stündlich eine Tablette
Bei überfallartigen, krampfhaft einschießenden Kopfschmerzen, besonders im Hinterkopf mit Funken vor den Augen

Silicea stündlich 1 Tablette
Nach geistiger Überarbeitung, auch bei »Schulkopfschmerz«, vor allem bei überempfindlichen, schwächlichen Patienten

Natrium sulfuricum stündlich 1 Tablette
Im Zuge von Verdauungsstörungen, Verschlimmerung durch Bewegung und unter Licht

Natrium phosphoricum $1/2$-stündlich 1 Tablette
Nach übermäßigem Alkoholgenuss mit Übelkeit und saurem Aufstoßen.

Überzeugte Schüßlersalz-Therapeuten verlassen sich auf die Schlüssigkeit dieses Behandlungskonzeptes und lehnen die große, weit komplizierter anzuwendende Homöopathie eher ab

Überzeugte Schüßlersalz-Therapeuten verlassen sich auf die Schlüssigkeit dieses Behandlungskonzeptes und lehnen die große, weit komplizierter anzuwendende Homöopathie eher ab. Sie sprechen von Mangelzuständen, die durch Substitution behoben werden und lehnen es ab, von einer Reiztherapie zu sprechen, bei denen das Arzneimittel so etwas wie ein Angebot für den Patienten ist, seine Selbstheilungskräfte freizusetzen.

Homöopathie gibt es in den verschiedensten Formen

Die Homöopathie selbst hat in ihrer 200-jährigen Geschichte eine starke Verwandlung durchgemacht und ist heute in so zahlreiche Schulen und Behandlungsmethoden zersplittert, dass die Verwendung des Oberbegriffs »Homöopathie« eigentlich nicht mehr gerechtfertigt ist.

Schüßlersalz-Therapie und Homöopathie

Zu dieser völlig unübersichtlich gewordenen »klassischen Homöopathie« gesellt sich auf dem freien Markt eine noch größere Menge von Anwendungsmethoden homöopathischer Arzneimittel. Die naturheilkundlich orientierte Pharmaindustrie stellt in zunehmendem Maße so genannte Komplexmittel her, bei denen Arzneimittel, die bei gewissen Problemen schon einmal geholfen haben, miteinander vermischt werden in der Hoffnung, damit die »Trefferquote« zu erhöhen. Diese Arzneimittel werden dann von Neuraltherapeuten gespritzt oder von eisernen Schulmedizinern ohne homöopathisches Wissen als »letzte Zuflucht« gegeben, wenn alle anderen Mittel versagt haben. Aber auch Heilpraktiker, Masseure und Ausnahmeerscheinungen am Rande des Gesundheitswesens, deren Schwerpunkte eigentlich Astrologie, Bioresonanz oder das Auspendeln von Krankheiten sind, wenden diese Komplexmittel an, und das oft mit Erfolg. Die Aufforderung von Patienten, gerne »etwas Homöopathisches« probieren zu wollen, kann also darin resultieren, von hoch qualifizierten Fachkräften stundenlang über Symptome ausgefragt zu werden, die dann viele weitere Stunden lang in Büchern oder mit Computerprogrammen zugeordnet werden, bis dann als Krönung zuletzt ein homöopathisches Einzelmittel herauskommt – am besten noch in Form eines einzelnen, kaum sichtbaren Kügelchens einer Hochpotenz, die nur einmal eingenommen wird. Homöopathische Behandlung kann aber auch der ziemlich gedankenlose Griff ins Regal einer Apotheke bedeuten, wo ein unkritischer Mischmasch von Arzneimitteln ohne fachliche Beratung angeboten wird.

Die von Puristen der Homöopathie vielgeschmähten Komplex-Homöopathika haben sich mittlerweile erfolgreich in zahlreichen Orthopädenpraxen eingenistet, so

So genannte Komplexmittel werden oft mit Erfolg angewendet

Die Schmerzmittel-Lüge

zum Beispiel Zeel comp.®, ein Kombinationspräparat von Rhus toxicodendron, Dulcamara, Arnica und Sanguinaria in niedrigen Potenzen. Vor einer Weile wurde es in seiner Wirksamkeit mit COX2-Hemmern, den neuen Salicylaten, verglichen – und siehe da, ihre Wirkstärke ist ähnlich, wenn auch im Wirkeintritt etwas verzögerter. Die Autoren der Studie empfahlen deshalb die Kombination ihrer Anwendung in der Arthrosetherapie: Zuerst COX2-Hemmer, dann Zeel comp. Von Schulmedizin oder Naturheilkunde, von Unterdrückung und Heilung sprachen die Autoren nicht, sondern nur von Wirksamkeit und einem praktikablen Weg zur Schmerzfreiheit.

> Die »reine Lehre« weniger wichtig als ein praktikabler Weg zur Schmerzfeiheit

Im Kampf gegen Schmerzen gehe ich oft einen ähnlichen Weg. Zuerst folgt das Wünschenswerte – die kausale Behandlung, der Versuch, zu heilen. Irgendwann einmal aber sieht man sich von der »reinen Lehre« abweichen, im Interesse des Patienten.

Ein typischer Fall aus meiner Praxis ist ein 70-jähriger Schriftsteller, dessen Schmerzen im rechten Arm offenbar Folge eines Verrutschens des 6. gegen des 7. Halswirbels ist. Die Korrektur nach Dorn bringt diese Beschwerden zur Rückbildung. Eher diffuse Rückenschmerzen werden durch Ohrakupunktur behoben. Die Besserung hält mitunter nur Tage, dann wieder Monate an. Also kann man nicht von Heilung sprechen. Zahlreiche andere Therapieverfahren, von Neuraltherapie über Ausleitungen und Diäten, osteopathische Behandlung, Kuren mit Entspannungsübungen oder Muskelaufbautraining etc., haben im Laufe mehrerer Jahre keine messbare Veränderung erbracht. Zusätzlich neigt der Patient zur Selbstmedikation bei allen möglichen kleineren Beschwerden, dabei oft mit »unterdrückenden« Mitteln wie Cortison. Homöopathie und Schüßlersalz-Therapie waren kurzzeitig gut wirksam, im großen Rahmen aber unfähig, die Wiederkehr der Gelenkbeschwerden zu verhindern. Als einmal zwischendurch eine schmerzhafte Schwellung des Kniegelenks eintrat, waren alle Methoden, auch kühlende oder ausleitende Verfahren ohne großen Einfluss auf den Heilungsverlauf. Diclofenacumschläge über fünf Tage erbrachten dagegen eine vollständige Heilung. Weder der Patient noch ich brachten in der Folge das Thema Unterdrückung durch böse böse Schulmedizin auf den Tisch – denn schließlich war die gute gute Naturheilkunde wirkungslos geblieben. Das Beispiel zeigt, dass die Anforderungen der Praxis das perfekte Gebäude einzelner Ideologien rasch in ein Trümmerfeld verwandeln. Effektive Therapie findet dabei oft aus der kreativen Spannung zwischen dem Möglichen und Wünschenswerten und nacktem Pragmatismus statt.

Manchmal muss man auf die Schulmedizin zurückgreifen

Bei der Wahl des Schmerzmittels beachten: Welcher Typ bin ich?

Wer Homöopathie aus dem Rezeptbuch macht, stößt bei Schmerzen gerne auf Mittel wie *Arnica*. Die einen empfehlen D6, eine mittlere Potenz wie bei den Schüßlersalzen, die anderen eine C200, eine hohe Potenz, von der eine Wirkdauer von einigen Wochen zu erwarten ist. Wichtiger als die Potenz ist aber die Beachtung einiger Schlüsselsymptome. Für Arnica typisch ist das ruhige Daliegen und Leiden ohne die Absicht, einen Arzt aufzusuchen oder sich von irgendjemandem helfen zu lassen. Wer Arnica braucht, fürchtet jede Einwirkung von außen. Dieses Verhalten ist nicht typisch für Patienten, die sich mit homöopathischen Arzneimitteln helfen wollen. Wo das Mittel aber nicht indiziert ist, kann es auch nicht wirken. Kein Wunder, dass in der täglichen Anwendungspraxis Arnica (ausgenommen nach Stürzen und bei Prellungen) so selten wirkt.

Ein ähnliches Mittel ist *Bryonia*. Hier liegt der Leidende wieder ganz ruhig da. Am liebsten würde er sich überhaupt nicht bewegen, da er nur so seinen Schmerz ertragen kann. Die geringste Bewegung ruft meist stechende Schmerzen hervor. Darüber hinaus quält den Patienten aber auch, dass er durch diesen Schmerz an der Erledigung wichtiger Dinge gehindert wird. Er spricht klagend darüber. Wer so beschaffen ist, profitiert von Bryonia, nicht aber die meisten anderen Menschen mit stechenden Schmerzen. Wer nicht relativ genau in dieses Bild passt, wird keine Wirkung spüren und sich wundern, dass andere die Homöopathie schätzen.

Wer sehr stark an seine Arbeit denkt, wütend und ungeduldig mit dem Menschen ist, der sich um ihn und seine Schmerzen kümmert, braucht oft *Nux vomica*. Am besten eignet es sich für schlanke, eher hagere Menschen, die für ihren Beruf alles geben, sich mit Genussmitteln aufputschen, Kettenraucher sind und unzählige Tassen Kaffee trinken und wenig schlafen. Nach einem unerwarteten Zwischenfall, der sie geschäftlich zurückwirft, klagen sie über rasende Rückenschmerzen, können sich nicht rühren und sind kurz angebunden und verärgert. So ein Mensch kann dem Bryonia-Typ gleichen, der allerdings eher gutgenährt ist und dessen Wortkargheit sich deutlich von dem der raschen, fast giftigen Ungeduld von Nux-vomica-Typen unterscheidet.

> *Dosierung von homöopathischen Medikamenten*
>
> Im Prinzip sollte man nach der einmaligen Gabe eines homöopathischen Medikamentes auf die

Wirkung warten. Im handelsüblichen mittleren Potenzbereich (D6 bis D30) müsste diese Wirkung innerhalb einer Stunde eintreten. Bei höheren Potenzen (C200 oder C1000) kann sie einige Tage auf sich warten lassen. Es hat sich so eingebürgert, dass man hohe Potenzen nur einmal verabreicht und erst nach einigen Wochen bei fehlender Wirksamkeit daran denkt, ein anderes Mittel zu wählen. Mittlere Potenzen werden sehr häufig regelmäßig gegeben, zum Beispiel dreimal täglich auf einige Tage. Mit Homöopathie hat das aber nicht viel zu tun, sondern ist eher ein Versuch, dem Patienten entgegenzukommen, der glaubt, dass regelmäßige Einnahme auch besser hilft. Wenn Sie es genau machen wollen, nehmen Sie drei bis fünf Kügelchen einer D12, warten idealerweise einige Stunden und überprüfen dann, ob es besser wird. Wenn ja, dann erfolgt die nächste Gabe erst dann, wenn wieder eine Verschlechterung spürbar wird. Wenn es nicht hilft, haben Sie sich wahrscheinlich im Mittel getäuscht und Sie sollten noch einmal nachdenken, was sonst in Frage kommen könnte.

Wenn Sie es genau machen wollen, nehmen Sie drei bis fünf Kügelchen einer D12 und warten dann einige Stunden

Fallbeispiel: Nux vomica bei Rückenschmerzen

Zu mir kam einmal ein 46-jähriger Orchestermanager, der unter großem Zeitdruck stand und dem zu Hause zu allem Überfluss die Festplatte abstürzte. Er hatte schon nächtelang wenig geschlafen, jeden Tag bis zum Umfallen am Computer gehockt, Telefonate geführt und literweise Kaffee getrunken. Während der hektischen Versuche, den Computer wieder in Gang zu bringen, spürte er einen scharfen, stechenden Schmerz im Rücken, der ihn völlig bewegungsunfähig machte. Er war überreizt, wütend und äußerst ungeduldig. Obwohl wir uns schon eine Weile kannten, stellte er während der Konsultation alles, was ich tat, in Frage. Er machte Vorschläge, was man sonst noch tun könnte und fragte, ob er nicht besser im Krankenhaus aufgehoben sei. Verschiedene Maßnahmen, Spritzen und Chirotherapie hatten keinen großen Erfolg, was diesen Eindruck nur zu bestätigen schien. Schließlich fand ich mich bereit, reine Schulmedizin zu machen, um ihn nicht mit »naturheilkundlichem Herumgeeiere« zu verärgern. Auf Diclofenac intramuskulär gespritzt fühlte er sich etwas benommen, aber der Schmerz war kaum gelindert. Bei einem neuerlichen Besuch wegen der Zunahme der Beschwerden erhielt er Nux vomica C12.

Zum Schluss half ein homöopathisches Mittel

Die Kügelchen machten ihn auffallend müde. Er schlief eine Stunde. Danach war er wieder einsatzbereit, wenn auch mit einem noch milden Schmerz im Hintergrund. Am auffallendsten war aber die Gemütsveränderung. Er sah das Ganze »nicht mehr so eng«. Er spürte, er würde es schon schaffen. Mit der größeren Geduld und innerlichen Ruhe konnte er wieder gesund werden. Eigentlich war er schon wieder zufrieden und einsatzbereit.

Nux vomica und Bryonia kann man leicht verwechseln, wenn man die Gemütssymptome nicht beachtet und nur nach einem der vielen Rezeptbücher der Homöopathie vorgeht, die sich auf eine genaue Beschreibung der Hauptbeschwerden beschränken, an denen jemand leidet. Der Nux-vomica-Typ unterscheidet sich wieder von einem anderen, der sich genauso durch einen stechenden Schmerz, äußerste Ungeduld und Verärgerung auszeichnet. Er ist ruhelos, fast jähzornig und überempfindlich gegen alle Eindrücke. Während der Nux-vomica-Patient aber sehr rasch geneigt ist, die Kompetenz von anderen in Frage zu stellen und selbst dem Arzt, der ihm mit einer Spritze schon einmal gut geholfen hat, beim geringsten Misserfolg Inkompetenz vorwirft, will der Patient, der *Chamomilla* braucht, offenbar, dass man ihm hilft. Er drückt es allerdings aus wie ein ungezogenes Kind, ärgert einen so lange, bis man ihm seinen Willen gelassen hat. In homöopathischen Repertorien wird das durch das Symptom »wünscht, getragen zu werden« ausgedrückt. Als Säugling beruhigt sich so ein Kind, das z. B. zahnt, erst, wenn man es auf den Arm nimmt. Als Erwachsener beruhigt er sich dann, wenn man durch seine Maßnahmen klargestellt hat, dass er gut aufgehoben ist.

Ein anderes Beispiel eines Schmerzmittels für Krisensituationen ist *Colocynthis*. Oberflächlich betrachtet hat man einen Menschen vor sich, der einen an einen Nux-vomica-Typen erinnert. Er ist außer sich, wütend und ungeduldig und klagt über heftige Schmerzen. Allerdings hat er es weniger im Rücken als im Bauch. Die Schmerzen sind kolikartig, sodass er sich zusammenkrümmen muss. Der wesentliche Unterschied aber: Er sorgt sich nicht um geschäftliche Dinge und verspürt nicht Schmerzen, weil er seinen Erfolg gefährdet sieht, sondern weil er von einem geliebten Menschen gekränkt, herabgewürdigt worden ist.

Colocynthis – Schmerzmittel für Krisensituationen

Vielleicht das wichtigste Mittel in der Therapie diffuser, wechselnder Schmerzen in Muskeln und im Rücken wie bei einer Fibromyalgie ist *Staphisagria*. Das gilt für alle Fälle, in denen Kränkung und »innerliches Kochen« über Ungerechtigkeiten im Vordergrund stehen. Ein bekannter Homöopath tat kürzlich den Ausspruch, wahrscheinlich würden alle Menschen in unserer schnelllebigen Ellenbogengesellschaft zwischendurch

Die Schmerzmittel-Lüge

einmal Staphisagria brauchen, um wieder ins Lot zu kommen. Kürzlich berichtete mir eine 31-jährige Frau im Medienbetrieb ihre Reaktion auf drei Kügelchen einer mittleren Potenz, der D12: »Zuerst heulte ich einmal einen Tag lang. Dann wurde ich ganz ruhig, und da fiel mir auf, dass meine Schmerzen völlig verschwunden waren. Kein Stechen im Brustkorb, kein Ziehen im Rücken, keine Verspannungen, kein Schiefwerden. Ich hatte das Gefühl: Jetzt bist du angekommen. Ich fühlte mich ganz beschützt.«

Man sollte nicht den Fehler machen, eine homöopathische Behandlung auf die »klassischen Schmerzmittel« der Homöopathie zu beschränken

Man sollte aber nicht den Fehler machen, eine homöopathische Behandlung auf die »klassischen Schmerzmittel« der Homöopathie zu beschränken. Es suchte mich einmal eine 76-jährige Frau mit Arthrosen der großen Gelenke auf, die vor allem in der kalten Jahreszeit über Schwellung und Schmerzen wechselnder Gelenke, zum Beispiel auch der mittleren Fingergelenke, klagte. Ich hatte ihr aufgrund der weißlich glänzenden, grobporigen Gesichtshaut Natrium chloratum als Schüßlersalz gegeben, und dabei hatte sie den Eindruck, dass sich die Schmerzen etwas verringert hätten. Ich gab ihr drei Kügelchen Natrium chloratum C 1000. Bei unserem nächsten Treffen erklärte sie ihre Gelenkschmerzen für verschwunden. Wenige Stunden nach Mittelgabe habe sie mich verflucht. Die Schmerzen hätten so sehr zugenommen, dass sie sich kaum mehr bewegen konnte. Außerdem sei sie so müde gewesen, dass sie schon um acht Uhr abends ins Bett gegangen war. Als sie am nächsten Tag aufwachte, hatte sie das Gefühl, die Schmerzen seien »wie ausgebrannt« und sie habe in der letzten Woche nichts mehr gespürt. Sie habe mehr Energie und sei fröhlich. All diese Zeichen lassen sich mit einem günstigen Frühverlauf einer homöopathischen Konstitutionstherapie erklären. Es kommt etwas in Bewegung, erstarrte Strukturen brechen auf und die günstige Wirkung auf den Schmerz ist ein »Nebeneffekt« der wieder an Kraft zunehmenden Lebensenergie.

Warum ist es dann so, dass sich dergleichen Erfolge in der Praxis so selten wiederholen lassen? Darauf gibt es mehr als eine Antwort. Reicht es denn, nur weil jemand eine grobporige Gesichtshaut hat, mit Hochpotenzen um sich zu werfen? Natürlich nicht. Als Erstes muss der Mensch, der mit Natrium chloratum behandelt wird, ins Natrium-Universum passen. Er ist prinzipiell ein Einzelgänger, der aber intensive Zweierbeziehungen aufbauen kann, die oft lebenslang halten. Er polarisiert nicht gern, versucht immer das Sowohl-als-auch zu sehen und Unstimmigkeiten auszuräumen. Er definiert sich über Leistung, sein Selbstwertgefühl hängt daran, und verabscheut äußerlichen, oberflächlichen Glanz. Er kleidet sich eher schmucklos, aber ordentlich und hat ein gutes Gefühl für wahre Werte. Um sich selbst weint er nicht gern, eher um andere, wenn sie tapfer sind. Er selbst ist doch, wenn er das alles nüchtern betrachtet, gar nicht so wichtig. Er wirkt oft starr und wird im Laufe seines Lebens von Enttäuschungen bitter. Natrium ist das Alkalimetall der Erinnerung. Wenn Ihnen ein schon im Alter fortgeschrittener Patient bei der ersten Sitzung über Ungerechtigkeiten im Elternhaus berichtet, haben Sie wahrscheinlich Natrium vor sich. Der Chloratum-Mensch hat nicht nur das Starre, Bittere, das schweigend in sich Hineinfressen, sondern auch die Vorwurfshaltung gegenüber der Mutter an sich. Denn sie ist oft die erste Enttäuschung für Natrium, weil sie die Intensität der Beziehung, die ein Natrium-Mensch fordert, dem Baby selten vermitteln kann.

Passen zu all dem auch noch weitere Natrium-chlora-

Warum lassen sich Erfolge in der Praxis so selten wiederholen?

tum-Symptome wie Gier nach Salz oder Lichtempfindlichkeit, sind Sie schon eher gerechtfertigt, Hochpotenzkügelchen Natrium chloratum auszupacken. Eine Garantie für die Wirksamkeit gibt es aber auch jetzt nicht. Es gibt Heilungshindernisse auf verschiedensten Ebenen, die dann, wenn sie behoben sind, eine starke Wirkung der homöopathischen Konstitutionsbehandlung zulassen, die vorher vergeblich gewesen war. Insgesamt würde ich schätzen, dass in meiner Praxis nur 20% der Erstgaben eine überraschende, starke und bleibende Wirkung haben. Der überwiegende Teil der Behandelten ist zufrieden über kleinere Wirkungen, profitiert dann aber auch von anderen Heilmethoden.

> *In meiner Praxis haben nur etwa 20% der Erstgaben eine überraschende, starke und bleibende Wirkung*

Von Natrium chloratum möchte ich noch einen anderen Fall berichten, bei dem Bitterkeit über die Beziehung mit der Mutter das zentrale Problem war. Es handelte sich dabei um eine 34-jährige Frau, die ungerührten Gesichtes sagte, sie hasse ihre Mutter, sie könne sie nicht respektieren und werde von ihr nur genervt. Als Erklärung bot sie an, ihre Mutter habe sie schon im höheren Alter bekommen, weshalb sie sich immer wegen ihrer alten Mutter habe schämen müssen. Nun sei sie vorzeitig senil geworden und mache alles falsch. Die weitere Analyse des Falles ergab, dass die Gelenkschmerzen, die wir behandeln sollten, aufgetreten waren, als die Patientin von den Geschwistern die Pflege der Mutter »aufs Auge gedrückt« bekommen hatte. Wenn man annimmt, dass die meisten Menschen aus homöopathischer Sicht entweder Natrium, Kalium oder Calcium sind, dann handelt es sich um einen klassischen Natrium-Konflikt. Wo Calcium Familienwerte ganz obenan stellt und eher Beschwerden bekommt, wenn sie der Mutter nicht Genüge tun kann, und

Kalium eine solche Haltung, die gegen alle allgemeinen gesellschaftlichen Moralvorstellungen steht, weder äußern noch empfinden würde, weil es sich nicht gehört, schert sich Natrium nicht um solche Konventionen. Schließlich geht es um Gerechtigkeit, und wenn die verloren geht, ist alles offen. Bitterkeit gegen die Mutter ist sehr oft Natrium chloratum, und dass dieses Mittel geholfen hat, kann man aus homöopathischen Gedankengängen heraus erklären. Ich glaube aber auch, dass es wichtig war, der Patientin im Erstgespräch bewusst zu machen, dass ihre Mutter die Strafe nicht verdiente. Meine Ausführungen mündeten in der Aufforderung: »Versuchen Sie doch, Ihrer Mutter zu verzeihen, es tut auch Ihnen besser. Sie verdient es, dass Sie sie milde behandeln, wenn sie einen Fehler gemacht hat.« Es ist das starker Tobak für einen Schmerzpatienten, der doch davon lebt, dass man seine Perspektive verfolgt und für ihn gegen die Welt kämpft. Aus der Vogelperspektive aber ist sein Verhalten falsch, er verstößt gegen eine uralte Regel, die die Menschheit in allen Kulturen zusammengehalten hat, das Diktum: »Ehre deine Eltern.« Ich bin fest davon überzeugt, dass sich der Groll, den man in so einem Konflikt empfindet, unweigerlich gegen einen selbst richtet, und dass die Einstellung, einen Waffenstillstand zu schließen oder gar Frieden zu machen, starke Heilkräfte auslösen kann. Im vorliegenden Fall berichtete die Patientin nach einer Weile, die Schmerzen seien um die Hälfte besser und sie habe mehr Energien. Auf das Verhältnis mit ihrer Mutter angesprochen, sagte sie, sie habe in letzter Zeit den Eindruck, ihre Mutter behandle sie besser.

All diese Beispiele zeigen, dass sich verschiedene homöopathische Arzneien oberflächlich gar nicht so sehr voneinander zu unterscheiden scheinen, aber

Bitterkeit gegen die Mutter ist sehr oft Natrium chloratum

Homoöpathie: Auch der Fachmann, der sich strebend bemüht, hat hier nur eingeschränkte Erfolge

wenn man die Unterschiede nicht beachtet, bleibt man erfolglos. Mir ist auch aufgefallen, dass man mitunter ein klares Bild der richtigen Arznei vor sich zu haben scheint, das entsprechende Mittel gibt und nicht die geringste Wirkung erzielt. Ein anderes Mal wirkt beim selben Patienten dasselbe Mittel bei denselben Beschwerden sehr gut. Diese Schwierigkeit in der Anwendung macht die Homöopathie zu einem der am schwersten anzuwendenden Heilmethoden. Auch der Fachmann, der sich strebend bemüht, hat hier nur eingeschränkte Erfolge. Es ist kein Wunder, dass gerade in diesem Bereich die unterschiedlichsten Therapeuten mit den unterschiedlichsten Ausbildungen tätig sind, deren Heilerfolge oft eher auf Einbildung zu beruhen scheinen. Spontanheilungen existieren und werden munter mitgezählt. Erfolgreiche Suggestion, die einem Placeboeffekt gleichzusetzen ist, ebenfalls. Und doch beobachtet man immer wieder die erstaunlichsten und eindrucksvollsten Heilungen, weshalb ich auch meine, dass es keine schönere Heilmethode gibt.

Chirotherapie

Auch diese Therapieform existierte schon im Altertum und war bei Griechen und Römern bekannt und beliebt. Offenbar war es den Menschen auch damals bewusst, dass jemand, der sich bei einer ungeschickten Bewegung »verrenkt« hat und danach bestimmte Bewegungen nicht mehr ausführen kann, durch einen einfachen Griff vom Schmerz befreit werden kann.
Der Mensch ist im Prinzip in Scheiben, den so genannten Segmenten, aufgeteilt, deren Kernstück die einzel-

Chirotherapie

nen Wirbel bilden. Im Einzugsbereich so einer Scheibe liegen neben Haut und Bindegewebe und Muskeln meist auch innere Organe. Im Einzelnen weiß man bei einem Schmerz nie genau, wo die segmentale Störung, die ihn hervorruft, entstanden ist. Eine Darmverstopfung kann Blockierungen der Lendenwirbel auslösen, genauso wie eine Blockierung eines Lendenwirbels die Verdauung beeinträchtigen kann. Eine Reizblase wird oft durch einen Befreiungsgriff an der tiefen Lendenwirbelsäule geheilt.

Die Kunst der Chirotherapie liegt darin, sie dann anzuwenden, wenn ein »Befreiungsschlag« notwendig ist, und ihr andere Heilmethoden folgen zu lassen, um ein Wiederauftreten der Krisensituation zu vermeiden. Denn sie kann zwar kurzzeitig Linderung verschaffen, wird aber nur dann zur Heilung führen, wenn keine schwer wiegende Störung vorliegt. Man darf auch nie vergessen, dass schon öfters ein Bandscheibenvorfall, eine Tumorerkrankung oder eine Wirbelentzündung durch Chirotherapie verschlimmert wurden, weshalb besonders die Eigenanwendung schon enorme Risiken birgt.

Die Kunst der Chirotherapie liegt darin, sie dann anzuwenden, wenn ein »Befreiungsschlag« notwendig ist

Trotzdem sollte man auch hier nicht zu vorsichtig und ängstlich sein. Jeder, der beim Verdrehen oder Strecken schon einmal einen Knall in der Wirbelsäule gehört hat, weiß, wie man sich deblockiert. Wer das Gefühl einer Steifigkeit und »Gefangenheit« in einem Bereich der Wirbelsäule verspürt, sollte ruhig vorsichtig versuchen, sich, soweit er kann, in die eine oder die andere Richtung zu verdrehen. Dabei tief Luft zu holen und die Luft anzuhalten, hilft oft bei der Selbstdeblockierung. Bei Blockierungen im Brustwirbelsäulenbereich reicht es manchmal, sich ganz nach hinten durchzustrecken.

Sich selbst »deblockieren«

In Eigenregie: ein chirotherapeutischer Griff

Es gibt einen chirotherapeutischen Griff, den man in Eigenregie als Übung und z. B. bei Schmerzen im tiefen Lendenwirbelbereich nachvollziehen kann. Er ist zur allgemeinen Mobilisierung der Wirbelsäule empfehlenswert. Dabei legt man sich auf dem Teppich-Boden auf den Rücken, mit gestreckten Beinen. Dann dreht man sich zur Seite und winkelt das obere Bein in Hüfte und Knie ganz an und verdreht die Hüfte so, dass das Knie des obenliegenden Beines möglichst nahe dem Teppich kommt. Nun spannt man den Oberkörper in die andere Richtung dagegen. Einerseits versucht man also, auf dem Rücken liegen zu bleiben, andererseits zieht man auf der Gegenseite mit dem Knie gegen den Boden. Dadurch entsteht eine Spannung, die einem den Atem nimmt. Man kann sie noch erhöhen, indem man das angewinkelte Knie mit der gleichseitigen Hand nimmt und in Richtung des Kopfes zieht. Danach wiederholt man die Übung auf der anderen Seite.

Griff zur allgemeinen Mobilisierung der Wirbelsäule

Durch diese Übung wird die Wirbelsäule fast über ihre ganze Länge aufgedreht und die Kreuzbein-Darmbein-Fuge der gedehnten Seite entspannt. Danach fühlt man sich wie befreit und ist oft *Schmerzen im tiefen Lendenwirbelbereich* losgeworden.

Chirotherapeutische Selbsthilfe bei Kopf- und Nackenschmerzen

Wenn Sie Angst vor Manipulationen im Nackenbereich haben, können Sie versuchen, sich dort chirotherapeutisch selbst weiterzuhelfen. Einfach gesagt ist es nämlich so: Was vorsteht und schmerzt, gehört hineingedrückt. Betasten Sie bei Kopfschmerzen oder Nackenschmerzen einmal Ihren Hinterkopf. Da spüren Sie einmal die große, harte Schale des hinteren Schädelbereichs. Dann spüren Sie seitlich Muskelstränge, die zu einem Knochenvorsprung hinziehen, der hinter

Chirotherapie

den Ohren getastet werden kann. Als Nächstes haben Sie in der Mitte des Nackens einen Bindegewebsbereich, der beim Vorbeugen straff wird und beim Rückwärtsbeugen schlaff und weich. Dann kann man dort die Dornfortsätze der Wirbel spüren.

Bei Kopfschmerzen ist sehr häufig der Ansatzbereich der Muskeln am Schädel gereizt. Das beginnt bei den eben beschriebenen Muskelansätzen hinter dem Ohr und zieht sich am Schädel entlang Richtung Mittellinie. Wenn Sie in diesem Bereich eine schmerzende Stelle spüren und dabei auch Knotiges oder gar eine Knochenvorwölbung zu spüren ist, drücken Sie mit dem Finger darauf. Nun beginnen Sie den Kopf hin und her zu wenden, als wollten Sie Nein sagen und pressen den Kopf dabei bewusst gegen den Finger. Druck und Bewegung verursachen einen kleinen Bewegungsimpuls im betroffenen Kopfgelenk. Mit der Zeit spüren Sie, dass die Schwellung nachlässt und die Knochenvorwölbung nicht mehr zu spüren ist. Zugleich hat auch der Kopfschmerz nachgelassen.

Allerdings möchte ich Sie warnen, zu beherzt an die Sache heranzugehen. Es kann Ihnen nämlich das Gleiche passieren wie nach einer eher unglücklich verlaufenen Manipulation beim Chirotherapeuten: Die Kopfschmerzen können, wenn Sie es übertreiben, zunehmen. Deshalb ist Vorsicht am Platz. Fangen Sie mit geringem Kräfteeinsatz an und machen Sie nicht zu lange. Setzen Sie zwischendurch ab, um zu spüren, wie Sie die Therapie vertragen. Sie können nämlich durch zu grobe Grifftechnik auch Schwindel und Ohrgeräusche auslösen.

Die Dornmethode

Nach der andauernden Lobpreisung der Chirotherapie in diesem Buch wird es einigermaßen verwundern, wenn ich nun eine andere Methode der Manuellen Medizin hervorhebe und behaupte, dass sie der Chirotherapie in vielem überlegen ist. Es handelt sich um die so genannte Dornmethode.

Worum geht es? Wenn man z. B. als Chirotherapeut Blockierungen behandelt, muss man sich natürlich auch danach fragen, warum jemand Blockierungen und überreizte Akupunkturpunkte bekommt, vor allem, wenn diese immer im gleichen Segment auftreten. Es gibt schließlich so banale Dinge wie die einseitige Belastung der Wirbelsäule durch das Hin- und Herruckeln des Staubsaugers, das Knien oder Bücken beim Wischen etc. Wenn dabei immer die gleiche Stelle zwickt, mag das mit der allgemeinen Lebenssituation, einem seelischen Zwang, einem Mangel an Liebe oder Geldsorgen zu tun haben, es liegt aber offenbar eine Störung in einem bestimmten Bereich vor, gegen die man intensiver vorgehen muss, als sie einmal zu beheben und auf die Selbstheilungskräfte des Körpers zu warten.

Dem Genie des Allgäuer Nebenerwerbslandwirts und Sägewerkers Dieter Dorn ist es zu verdanken, aus den wenigen Kniffen, die ihm ungelernte Volksmediziner anvertrauten, eine in sich schlüssige, schonende und wirkungsvolle Therapie zusammengestellt zu haben. Das Hauptprinzip: an der Symmetrie des Körpers arbeiten. Denn tatsächlich ist es so, dass Wirbel doch verrutschen können und durch Fingerdruck am Dornfortsatz wieder an ihren richtigen Ort zurückfinden. Dafür ist es allerdings notwendig, dass der Patient

Das Hauptprinzip der Dornmethode: an der Symmetrie des Körpers arbeiten

Die Dornmethode

durch Pendeln eines Beines oder der Arme oder durch ein Hin- und Herwenden des Kopfes die Schwungkraft bereitstellt, mit der sich Wirbel verschieben lassen. Dafür ist auch ein sachgemäßes Arbeiten notwendig, bei dem zuerst die Beine gleich lang gemacht werden, dann das Becken begradigt wird, dann alle Wirbel bis zum obersten Halswirbel, der letzten Schaltstelle des Achsenskeletts.

Am Begradigen der Beine scheitert bislang die Durchsetzung der Dornmethode in den Orthopädenpraxen, wo ja vielfach die Chirotherapie nach Sell praktiziert wird. Denn dabei wird etwas behauptet, das sogar dem Glauben der Chirotherapeuten widerspricht, nämlich, dass man nicht das kürzere Bein dehnen oder durch Unterlegen einer Beinerhöhung künstlich verlängern muss, sondern dass das längere Bein durch mangelhaften Schluss der Gelenksflächen künstlich zu lang ist.

Am Begradigen der Beine scheitert bislang die Durchsetzung der Dornmethode in den Orthopädenpraxen

Auch Standesdünkel spielt hier eine erhebliche Rolle. Ein sehr sympathischer Kollege, der langjährig Kämpfe mit anderen Kollegen um die Durchsetzung naturheilkundlicher Konzepte ausgefochten hat, rümpfte kürzlich die Nase darüber, von einem Sägereibesitzer etwas Medizinisches lernen zu sollen. Das Gleiche gilt für den nächsten Fall.

Fallbeispiele

Einmal besuchte ich einen Chirotherapiekurs, dessen Kursleiter Rückenschmerzen hatte. Er kannte mich schon als »aufgeweckten Burschen«, der Geschick für die Sache zu haben schien und begab sich bereitwillig in meine »Behandlung«. Der Mann war mir sympathisch, ein exzellenter Fachmann und liebenswürdiger

Die Schmerzmittel-Lüge

Zeitgenosse, dessen Anerkennung mir gut tat. Ich hielt seine Beine in die Höhe und stellte einen Längenunterschied von zwei Zentimetern fest. Ich sagte: »Und das machen wir jetzt gerade.« Nach einigen kleinen Dorngriffen hielt ich die Beine zum Vergleich in die Höhe. Sie waren nun gleich lang. Diese Demonstration führt bei Patienten in der Regel zu einem gewissen Vertrauensvorschuss. Sie hat den Unterhaltungswert eines Taschenspielertricks und beweist zugleich die Effektivität der Methode. Danach wurde noch Bein gependelt und ein Lendenwirbel korrigiert. Der Kursleiter erklärte sich zufrieden, seine Schmerzen seien deutlich gebessert. Kurze Zeit später hatte er sich mit einem chirotherapeutischen Griff das eine Bein wieder verlängern lassen. Seine Schmerzen, sagte er, seien weiterhin gebessert, und er wisse nun nicht, was ihm wirklich geholfen habe. So viel zur Objektivität von Kollegenurteilen.

Durch Beinbegradigung deutlich weniger Schmerzen

Einmal suchte mich eine junge Frau wegen einer Nierenkolik in meiner Rolle als Internist auf. Der Ultraschall war in Ordnung. Der zweite Lendenwirbel war verrutscht und die Korrektur nach Dorn machte sie beschwerdefrei. Man sieht an dem Beispiel, dass ein schiefer Wirbel eine Störung in einem Segment verursachen kann, das ein inneres Organ mitversorgt. Dies kann mit aller Wahrscheinlichkeit Durchblutungsstörungen und vielleicht auch schwer wiegende Erkrankungen des Organs hervorrufen, die durch eine Behandlung nach Dorn zu verhüten wären.

Aber auch der seelische Bereich drückt sich oft in Verkrampfungen der Skelettmuskulatur aus, weshalb man eine Dornbehandlung in dem Segment dazu benutzen kann, die Psyche zu entlasten. Es macht immer wieder Spaß, gemeinsam mit Patienten auf Druck

Die Dornmethode

schmerzhaft reagierende Dornfortsätze in einem Schema nachzuschlagen, in dem Dorn seelische Konflikte einzelnen Wirbeln zugeordnet hat.

Eigenanwendung: Korrektur von Beinlängendifferenz

Ihre erste Begegnung mit der Dornmethode sollte die sein, Ihre Beine selbst gleich lang zu machen. Um zu überprüfen, ob Sie überhaupt ungleich lange Beine haben, legen Sie sich hierzu auf den Rücken, rutschen mit dem Gesäß an die Zimmerwand und legen die Beine nebeneinander hoch an die Wand. Wenn Sie dabei Schuhe tragen, können Sie in der Regel Längenunterschiede besser erkennen.

Legen Sie sich nun wieder ganz normal auf dem Boden auf den Rücken und schlingen ein Handtuch um den Oberschenkel des längeren Beines so, dass der Oberschenkel im Handtuch wie auf einer Wippe liegt. Heben Sie das ausgestreckte Bein und legen Sie es ausgestreckt auf den Boden ab, während Sie es mit dem Handtuch halten. Das Handtuch drückt dabei auf die Rückseite des Oberschenkels und schiebt unmerklich die Gelenksflächen des Hüftgelenkes passender aufeinander. Wiederholen Sie die Übung zwei Mal. Dann überprüfen Sie die Beinlänge wieder wie zuvor, indem Sie an die Wand rutschen. In der überwiegenden Mehrzahl der Fälle sind Ihre Beine nun gleich lang.

Wie kann das sein? Die Erklärung ist einfach: Beinlängendifferenzen entstehen meistens dadurch, dass die Stellung des Hüftkopfs in der Hüftpfanne nicht passt. Dadurch wird das Bein künstlich verlängert, mit allen negativen Wirkungen auf die Körpersymmetrie. Es kann sein, dass die Kreuzbein-Darmbein-Fuge überreizt

Wie Sie Ihre Beine selbst gleich lang machen

Die Schmerzmittel-Lüge

wird – das macht Schmerzen im Bereich des Kreuzbeins. Oder die Wirbelsäule muss sich leicht verkrümmen, um den Längenunterschied auszugleichen. Dadurch können Schmerzen im gesamten Bereich der Wirbelsäule entstehen, je nachdem, wo das nächste schwächste Glied in der Kette sitzt. Sehr oft ist das im Halswirbelbereich. Dadurch entstehen Nackenschmerzen, Kopfschmerzen, Sehstörungen, Hörstörungen und vieles andere. Sie merken schon: Schmerzen haben sehr oft etwas mit Asymmetrie des Achsenskeletts zu tun.

Wenn es Ihnen nicht gelingt, Ihre Beine gleich lang zu machen

Was ist nun, wenn es Ihnen nicht gelungen sein sollte, die Beine durch diesen Handgriff (übrigens reicht es oft schon, beim Niederlegen des ausgestreckten Beins seitlich gegen den Hüftkopf zu drücken) gleich lang zu machen? Es könnte sein, dass die Gelenkstörung im Bereich des Knies oder des oberen Sprunggelenkes liegt. Es könnte auch sein, dass Sie durch einen alten Knochenbruch oder eine Operation eine tatsächliche Beinlängendifferenz haben. Und es gibt die ganz seltenen Fälle, in denen Beine verschieden lang gewachsen sind. Manchmal ist auch ein verdrehtes und verschobenes Becken dabei. Diese Situation kommt einmal in Hunderten von Fällen vor und sollte nicht, wie das in Orthopädenpraxen üblich ist, als Normfall eingestuft werden. Nur diese letzteren Fälle profitieren von einem Beinlängenausgleich und sollten diesen auch vornehmen lassen, um ihre Schmerzen loszuwerden. Alle anderen sollten besser mehrmals nach Dorn behandelt werden, um die Korrektur dauerhaft zu machen. Vielleicht ist dadurch schon die Basis für zukünftige Schmerzfreiheit gelegt.

Wenn Sie sich neu einlaufen, kann es sein, dass allein durch die Geradestellung der Beine der Druck auf alle höher gelegenen Regionen nachlässt. Allerdings sollten Sie sich nicht wundern, wenn eine über längere Zeit eingeschliffene Ungleichmäßigkeit auch in diesen anderen Regionen Verschiebungen hervorgerufen hat, die am besten durch den erfahrenen Dorntherapeuten korrigiert werden.

Auch bei Kopfschmerzen und Nackenschmerzen gibt es bei Dorn eine Übung, mit der die Halswirbel selbst begradigt werden können. Drücken Sie dazu mit beiden Fäusten seitlich an den Nacken. Gegen diesen Druckpunkt dreht man den Kopf zehn Mal hin und her, als wollte man Nein sagen. Wenn man danach die Finger wieder vom Nacken löst, hat sich oft der Kopfschmerz wesentlich gemindert.

Die Halswirbel selbst begradigen

Das Hohlkreuz-Problem

Wenn Sie sich auf einer harten Unterlage flach auf den Rücken legen und dabei merken, dass Ihre Lendenwirbelsäule keinen Kontakt mit der Unterlage aufnimmt, haben Sie ein Hohlkreuz. Sehr oft ist ein Hohlkreuz die Ursache für Rückenschmerzen. Es bewirkt, dass Ihre Brustwirbelsäule sich zu einem Buckel rundet und Ihr Hals kürzer wirkt, da die Halswirbelsäule – genau wie die Lendenwirbelsäule – zu stark nach vorne konvex durchgebogen wird. All diese übertriebenen Biegungen führen zu einer vermehrten Belastung der Haltemuskulatur der Wirbelsäule. Je schwächer diese ist, desto häufiger verkrampft sie sich. Das Ergebnis sind »Schwachstellen«, die bei Überarbeitung, Schlafmangel oder nervlicher Überanstrengung zu schmerzen beginnen.

Hohlkreuz – oft Ursache für Rückenschmerzen

Die Anti-Hohlkreuz-Übung

Dagegen gibt es die Anti-Hohlkreuz-Übung. Sie legen sich auf einer angenehmen Unterlage (zum Beispiel im Bett, wenn Sie nicht schlafen können) auf den Rücken und drücken Ihre Lendenwirbelsäule gegen die Unterlage. Das schaffen Sie, wenn Sie das Becken nach vorne kippen, den Bauch einziehen und die Beine gegen die Unterlage drücken. Nun drücken Sie außerdem bewusst den Nacken flach gegen die Unterlage. Dabei hilft es, den Brustkorb und die Oberarme anzuspannen. Die Anspannung halten Sie mindestens zwanzig Sekunden, danach entspannen Sie sich wieder und beginnen von vorne. Die so genannte isometrische Beanspruchung der Muskulatur führt zu Muskelaufbau und zur Kräftigung. Aber auch Dehnen des geschrumpften Bindegewebes, das Sie ins Hohlkreuz bringt, ist die Folge. So lernt Ihr Körper, die Hohlkreuzhaltung zu vermeiden. Die Übung ist auch gut für die Figur, da ein Flachwerden des Hohlkreuzes automatisch einen flachen Bauch bedeutet.

Chakren-Therapie

Es handelt sich um eine uralte, heute nur noch in Bruchstücken bekannte Heilmethode, deren Kern das indische Äquivalent zu unseren Vorstellungen eines Astralleibs ist. Zu Beginn des 20. Jahrhunderts wurde davon in den europäischen Salons viel gesprochen. Erfahren haben wir davon erst durch die Übersetzung des Sanskrit in unsere Kultursprachen vor annähernd 300 Jahren. Irgendwann einmal ist die Chakren-

In Eigenregie: das Sakral-Chakra befreien, sich besser fühlen

Um nun das Sakral-Chakra zu befreien, wenden wir eine Übung an, die an die Chirotherapie wie auch die Dornmethode erinnert, aber weder durch Ruck noch durch Lagekorrektur Wirkungen erzielen will. Tatsächlich möchte sie nichts anderes als die Grenzflächen des Kreuzbeins an ihrer Aufhängung am Darmbein stimulieren in der Hoffnung, dadurch die Energiekanäle, die Nadis, zu öffnen. Legen Sie im Liegen ein kleines, zusammengerolltes Handtuch an das untere Ende der Wirbelsäule, das Kreuzbein. Es liegt zwischen den Hüftschaufeln. Am Ende des Kreuzbeins spüren Sie das frei hervorragende Steißbein. Dagegen sollten Sie mit dem Handtuch nicht drücken, sondern es weiter oben unter das Kreuzbein legen. Das Handtuch soll aber auch nicht seitlich über das Kreuzbein hervorragen. Da der Übergang zwischen Hüftschaufeln und Kreuzbein oft schwer selbst zu bestimmen ist, reicht es, wenn Sie die Handtuchrolle nicht mehr als 5 cm im Durchmesser messen lassen und mittig, in der Verlängerung der Wirbelsäule auflegen. Die Unterlage soll als angenehm empfunden werden, muss aber hart genug sein. Sie liegen nun so, dass Ihr Kreuzbein auf dem Tuch liegt und Ihre Hüften und Beine in der Luft sind. Nun radeln Sie mit den Beinen in der Luft. Dabei spüren Sie, wie sich das Kreuzbein leicht nach vorne herauslagert und die Grenze zur Hüftschaufel, die Kreuzbein-Darmbeinfuge, lockert. Dieses Lockerungsgefühl ist angenehm und verbreitet eine wohlige Wärme. Wiederholen Sie die Übung immer dann, wenn Sie mies drauf sind.

Einer jüngeren Patientin mit Verspannungen im Bereich der gesamten Wirbelsäule wurde einmal wie durch ein Wunder während dieser Übung die Wirbelsäule frei,

Das Sakral-Chakra befreien, die Energiekanäle öffnen

Therapie dann in den Bereich des Mystischen abgerutscht. Es gibt bis zum heutigen Tag wenig Handfestes für den Therapeuten, weshalb ich hier einige Mobilisierungstechniken vorschlagen möchte.

Das Wort »Chakra« heißt im Sanskrit Rad oder Kreis oder Lotusblüte. Im Menschen bezeichnen die Chakren jene Orte, an denen sich die Lebensenergie aufhält. Nach der Chakren-Lehre drehen sich die Chakren im Energieleib wie Feuerräder und sind durch unsichtbare Energiekanäle miteinander verbunden. Es gibt vorne am Kopf das Stirn-Chakra und am Scheitel das Kronen-Chakra, das den Christen an einen Heiligenschein erinnert. Dann gibt es je ein Chakra am Hals, auf Herzhöhe, auf Nabelhöhe, am Kreuzbein und am Steißbein. Die aktiven Chakren, über die Lebensenergie in den Körper einfließt, befinden sich am Hals, an Nabel und Kreuzbein.

Die Blockierung eines Chakra ist oft gleichbedeutend mit Schmerzen. Die Patienten in meiner Praxis sind Legion, die sowohl Schmerzen im Bereich des Kreuzbeins und Störungen der Funktion von Darm und Blase haben. Sie liegen im Einflussbereich des Sakral-Chakras, das die Lebensenergie durch Sexualität in den Körper einströmen lässt. Wie Sie vielleicht aus den Büchern des Kamasutra wissen, dienen verschiedenste Stellungen beim Liebesspiel dazu, die dort hausende Lebensenergie hervorzulocken. Diese Bücher haben bei uns nur Kuriositätencharakter oder werden als pornografisch empfunden, da Sexualität in unserem Kulturkreis nur einen sehr eingeschränkten Stellenwert hat. Dessen ungeachtet kennen sexuell Aktive wenig Schmerzen.

> *Im Menschen bezeichnen die Chakren jene Orte, an denen sich die Lebensenergie aufhält*

> *Die Blockierung eines Chakra ist oft gleichbedeutend mit Schmerzen*

streckte sich, wurde gerade und sie konnte wieder frei durchatmen. Was vorher als Blockierung einzelner Wirbel im Hals- und Brustwirbelsäulenbereich erschienen war, wurde durch eine Übung im Bereich des Kreuzbeins gelöst. Einen ähnlichen Effekt können Sie beobachten, wenn Sie einmal einen steifen Nacken bekommen haben und diesen Schmerz mit Wärme zu lindern versuchen. Legen Sie einmal das Heizkissen oder den Heilwärmer nicht auf den Nacken, sondern auf das Kreuzbein, und Sie werden staunen, welche Wirkung das im Nacken haben kann.

Das Nabel-Chakra stimulieren, Bauchschmerzen behandeln

Es gibt auch eine probate Methode, das Nabel-Chakra zu stimulieren. Wenn Sie zu den Unglücklichen gehören sollten, die einen relativ weit vorstehenden Bauch haben, könnte es sein, dass Ihre Bauchschmerzen zumindest nach der Gesundheitslehre der Hindi eine Blockierung in diesem Bereich darstellt. Besorgen Sie sich in der Apotheke kurze Moxazigarren in Hütchenform. Dabei handelt es sich um Moxastummel auf einer kleinen Metallplatte. Besorgen Sie sich eine Ingwerwurzel und schneiden Sie sich davon eine 2 mm dünne Scheibe ab. Nun legen Sie sich auf den Rücken, füllen Ihren Bauchnabel mit Kochsalz auf, platzieren die Ingwerscheibe darüber und stellen die Moxazigarre darauf. Zünden Sie die Zigarre an der Spitze an und lassen Sie sie abbrennen. Das Ganze dauert einige Minuten, während denen – über die Metallplatte, die Ingwerscheibe und das Salz – über den Nabel wohlige Wärme bis in den ganzen Bauch einströmt. Es lassen sich damit alle möglichen, vor allem schmerzhafte

Wärme in den Bauch einströmen lassen

Darmleiden behandeln. Diese Prozedur, in der man spürt, wie die Energiekanäle eröffnet werden, ist etwas, mit dem man sich verwöhnen kann.

Das Hals-Chakra

Kommen wir als Letztes zum Hals-Chakra. Nacken und Hals erfüllen zahlreiche Aufgaben. Dazu zählt sowohl die Bewegung des Kopfes als auch die Stabilität für den Kopf. Dann gibt es die Nerven- und Gefäßstränge, die hier durchziehen und gedehnt oder zusammengedrückt werden, vor allem an den Austrittsstellen im Wirbelbereich. Außerdem haben wir am Hals den Stimmapparat und oben die Kehle mit dem Mundboden.

All das hängt zusammen. Wer einen steifen Nacken hat, kann heiser werden, Schluckstörungen entwickeln oder ausstrahlende Beschwerden ins Ohr oder in die Schulter bekommen. Durch entzündete Gaumenmandeln verkrampft sich die Nackenmuskulatur. In jedem Fall kann man von einer Störung des Energieflusses im Bereich des Hals-Chakra sprechen. Oft ist eine Kränkung die Ursache, meist im Bereich der Selbstdarstellung. Vielleicht lebt man in einer Partnerschaft, in der man zu kurz kommt. Man spricht mit dem anderen, er hört aber nicht zu. Man sagt etwas und es geht bei einem Ohr hinein und beim anderen heraus. Wenn man sich damit nicht abfinden will und den gegenwärtigen Zustand als unerträglich befindet, bekommt man eine Störung des Hals-Chakras. Gesicht, Mund, Kehlkopf – das sind Darstellungszentren, und auch die Arme, die an den Halsplexus angeschlossen sind, sind unsere Hauptausdrucksorgane. Wer also heiser geworden ist, hat eine Hals-Chakra-Störung und kann sich

Störung des Hals-Chakras: Oft ist eine Kränkung die Ursache

nicht mehr frei äußern. Umgekehrt: sich nicht mehr frei äußern zu können, kann Heiserkeit hervorrufen. Man kriegt einen steifen Nacken und merkt, dass einem sehr leicht schwindlig wird.

In der Regel ist die Beweglichkeit des Kopfes ein Anhaltspunkt für die Aktivität des Hals-Chakras. Je steifer der Kopf bei der Nein-Bewegung, desto eher kann man von einer Blockierung der Energiekanälchen sprechen. Ist Ihnen aufgefallen, dass Sie in eine Richtung weniger weit zur Seite und nach rückwärts schauen können, halten Sie dieses Ausmaß Ihrer Bewegungsfähigkeit gedanklich fest. Dann beginnen Sie als erste Übung bei überkreuzten Armen beiderseits die Muskelpartie unter dem Schlüsselbein zu massieren. Machen Sie das eine Minute lang und schauen Sie, ob sich die Beweglichkeit verbessert hat. Wenn ja, dann lag die Blockierung, von der wir hier sprechen, im muskulären Bereich. Durch eine reflektorische Entspannung der Nackenmuskulatur konnten sie wieder neue Bewegungsfähigkeit gewinnen.

Das Hals-Chakra lässt sich durch eine Traktionsbehandlung der Halswirbelsäule mobilisieren. Es ist das eine ungemein angenehme Behandlung, bei der man auf einem Kissen liegt und ein Behandler hinter einem sitzt und unter sanftem Zug am Hinterkopf die Nackenpartien zur Entspannung bringt. Nach kurzer Anleitung in der Praxis kann das Ihr Partner bei Ihnen machen. Er braucht nicht viel mehr als Gefühl und Geduld, sich auf die Sache einzulassen. Die Dehnung wird sprichwörtlich als Öffnung von Energiekanälchen empfunden. Danach spürt man ein Wärmegefühl in Kopf, Nacken und Schultern und glaubt, beim Gehen eine Handbreit über dem Boden zu schweben. Wie schön Therapien sein können …

> *In der Regel ist die Beweglichkeit des Kopfes ein Anhaltspunkt für die Aktivität des Hals-Chakras*

> *Das Hals-Chakra lässt sich durch eine Traktionsbehandlung der Halswirbelsäule mobilisieren*

Heilmagnetismus und Elektrotherapie

Heilmagnetismus

Der Begründer des tierischen Magnetismus war der Wiener Arzt Franz Anton Mesmer im 18. Jahrhundert, einer Zeit, in der sich die Technikbegeisterung auch in zahlreichen elektrischen Therapieanwendungen ausdrückte. Mesmer legte Magneten auf schmerzende Stellen, strich in festgelegten Richtungen darüber und erzielte damit auch gewisse Heilungserfolge. Mesmer behauptete, das Weltall sei von einem »feinen, wellenartig wogenden Fluidum erfüllt«, einer Naturkraft, die magnetisch auf den Menschen einwirke. Über diesen Magnetismus würden die Gestirne das Schicksal des Menschen lenken. Die Lehre, die sich hiermit beschäftigt, ist die Astrologie. Wie über diesen Magnetismus wahrscheinlich auch Wasseradern, 10-Meter-Gitter und andere Störfelder den Menschen schädigen, versucht die Geopathologie zu erforschen, wobei es sich nach heutiger Auslegung dabei um Erdstrahlung handelt. Beide Lehren bemühen sich mit wechselndem Erfolg um die Anerkennung als Wissenschaft. Auf noch weniger Glauben stieß Mesmers Überlegung, dass jedes Lebewesen einen eigenen Magnetismus aufweisen soll, eine Art elektrische Auflading, die mit der Lebenskraft gleichzusetzen ist. Diese Energie kann der Mensch einem anderen mitteilen. Er kann bestimmte Griffe ausführen und je nach Richtung des Griffes, der dabei angewandt wird, kann er den anderen stärken oder schwächen.

Heilmagnetismus wird heute gerne von sanften Frauen mittleren Alters mit kräftigen Händen ausgeübt, die sich vor einer Behandlung gerne göttliche Genehmigung abholen, heilen zu dürfen. Es ist eine Form der Massage, die nicht knetet, sondern durch Berührung Lebenskraft mitteilen möchte. Es sind heilende Hände, die »Lebensmagnetismus«, »Heilmagnetismus«, »animalischen« oder »tierischen Magnetismus« mitteilen. Was mit all diesen Begriffen gemeint sein könnte, konnte auch Johann Wolfgang von Goethe nicht näher sagen, der gleichwohl daran glaubte, dass es ihn gab: »Der Magnetismus ist eine allgemein wirkende Kraft, ein jeder Mensch besitzt sie, nur nach seiner Individualität etwas verschieden und seine Wirkungen erstrecken sich auf alles und auf alle Fälle. Die magnetische Kraftwirkung des Menschen erstreckt sich auf alle Menschen, Tiere und Pflanzen. Ja, der Mensch weiß es nicht, was es ist, aber ebenso wenig, was er besitzt, und was er kann, darum ist er so elend, so ohnmächtig und ungeschickt.«

Heilmagnetismus – eine Form der Massage, die nicht knetet, sondern durch Berührung Lebenskraft mitteilen möchte

Bei einer heilmagnetischen Behandlung liegt der Patient angenehm auf einer Liege und wird über den Zeitraum von etwa einer Stunde an verschiedenen Körperstellen berührt. Es sind vor allem sanfte, streichende Bewegungen. Was dabei konkret gemacht wird, hängt von der Therapeutin ab. Manche sehen sich in der Tradition der heilenden Hände, in dieser Beziehung in der Nachfolge von Jesus Christus, der wohl auch zu den Menschen mit »starker magnetischer Ausstrahlung« gehörte; Mesmer behauptete von ihnen, sie seien in der Lage, durch bloßes Berühren einer schmerzenden Stelle Schmerzen zu nehmen. Immer wieder erzählen mir Patienten, dass es diese Begabung gibt und dass sie wirkt. Es fehlen allerdings die Beweise. Fest steht aber, dass diese Heiler in der Regel aus einer mitfühlenden, zärtlichen Haltung heraus berühren und

Heilmagnetische Behandlung

sich Zeit nehmen, was auf den Patienten entspannend wirkt und ihm das Gefühl gibt, verstanden zu werden. Andere Heilmagnetiseure unterwerfen sich dem in den letzten 250 Jahren entstandenen Regelkatalog, bei dem die Hände verschiedene Polarität besitzen und die Art, wie berührt wird, auch kosmische Energie zu- oder ableiten kann. So gibt es auch positive und negative Griffe. Die positiven werden mit, die negativen ohne Berührung des Kranken ausgeführt. Die negativen Griffe werden auch als Luftstriche bezeichnet.

Mesmers Vermutung, es werde dabei Elektrizität bewegt, greift da doch etwas zu kurz. Menschen können sich zwar elektrisch aufladen und entladen. Jeder, der einem anderen die Hand gegeben hat und dabei einen »Schlag« bekommen hat, weiß das. Diese kurze elektrische Entladung kann z. B. dadurch passieren, dass einer Schuhe mit Gummisohlen hat und der andere nicht. Ein Mensch kann sich also elektrostatisch so entladen, dass es ein anderer spürt. Eine Elektrotherapie ist das aber noch nicht.

Man sollte den Heilmagnetismus viel häufiger anwenden

Trotzdem denke ich, dass man den Heilmagnetismus viel häufiger anwenden sollte, denn er baut auf einem der wichtigsten Bedürfnisse des Menschen auf: von einem geliebten Menschen berührt zu werden. Die Amerikaner, die zu den meisten Dingen ein handfestes Verhältnis haben, glauben, dass die Wurzel jeder Heilung TLC sei: Tender, loving care – zärtliche, liebevolle Pflege. Wo die Liebe fehlt, hilft kein Heilwässerchen. Da Liebe und Zärtlichkeit sich nicht erzwingen lassen, muss man im Fall ihrer Abwesenheit auf »heilende Hände« zurückgreifen.

Warum eine menschliche Hand, die einen berührt, starke Gefühle erzeugen kann, wird keine Wissenschaft erklären. Tatsache aber ist, dass gerade beim

Heilmagnetismus und Elektrotherapie

Schmerzpatienten sehr häufig der Wunsch, berührt zu werden, im Vordergrund steht. Die Berührung führt zur Entspannung, Mehrdurchblutung und Beruhigung des Gemüts, wie Massagepraxen vom alten Ägypten bis heute zeigen und auch Studien bewiesen haben. Ob es nun so wichtig ist, vor einer Behandlung Gott um Erlaubnis zu fragen, bestimmte Griffe anzuwenden und darauf zu achten, welche Hand zu- und welche ableitet, will ich an dieser Stelle nicht bewerten. Allerdings irritiert mich, dass sich Heilkünstler mitunter mit Heiligenbildchen gegen die bösen Energien schützen, die sie von solcherart behandelten Patienten zu erwarten haben, denn wer ein Christ ist, muss keinen Teufel fürchten, wenn er Nächstenliebe übt.

> *Die Berührung führt zur Entspannung, Mehrdurchblutung und Beruhigung des Gemüts*

Die heilende Kraft der eigenen Hände

In der Eigenanwendung halte ich es für interessant, einmal die heilende Kraft der eigenen Hände am eigenen Körper auszuprobieren. Legen Sie dazu eine Hand auf den Bauch und stellen Sie sich vor, wie Sie durch diese Hand, mit der Sie so viel bewältigen und gestalten, Ihrem Darm Wärme schenken. Probieren Sie einzelne Orte aus, auch Orte des Schmerzes. Erzwingen Sie nichts, warten Sie einige Minuten und denken Sie immer wieder daran, wie Wärme aus dieser Hand in den Körperteil einströmt. Es ist eine effektive Form der Autosuggestion. Es ist nicht wichtig dabei überprüfen zu wollen, ob Sie nun die Energiekanäle für das dazugehörige Chakra öffnen, zum Kanal für kosmische Energie werden oder sich schlicht und einfach selbst hypnotisieren. Die eigenen Hände heilend einzusetzen ist ganz allgemein gesehen ein wichtiger Beitrag zu einer effektiven Selbsttherapie.

> *Interessant: die heilende Kraft der eigenen Hände am eigenen Körper auszuprobieren*

Elektrotherapie

Wir wissen, dass gerade Schmerzpatienten das Herannahen von Gewittern spüren. Kommt es dann zu einer massiven elektrischen Entladung in Form von Blitzen, lassen die Schmerzen wieder nach. Diese Beobachtung führte dazu, gerade an schmerzenden Stellen mit elektrischen Geräten herumzuprobieren. Schließlich hatten schon die alten Römer ihre schmerzenden Arthrosen und von heftigen Gelagen geschwollenen Gichtfüße in Wasserbecken mit Zitterrochen oder Zitteraal gehalten, deren elektrische Entladungen offenbar therapeutische Wirkung hatten. So alt ist die Elektrotherapie und dass sie am Menschen effektiv Schmerz lindern kann, ist unzweifelhaft. Deshalb gehört die Elektrotherapie auch heute zum Standardrepertoire der schulmedizinischen Schmerztherapie.

> *Die Elektrotherapie ist alt, ihre Erfolge nachweisbar*

Anfangs war die Galvanisation, eine Elektrotherapie mit Gleichstrom über schmerzenden Gelenken populär – oder man hielt die Füße in ein Gleichstrom leitendes so genanntes Stangerbad. Die Iontophorese, bei der der Gleichstrom direkt von Elektrode zu Elektrode durch schmerzende Gliedmaßen hindurchfließt, wurde mitunter durch einen schmerzstillenden Wirkstoff effektiver gemacht, der im elektrischen Spannungsfeld durch die Haut wandert.

Heute gehören Reizstromtherapie, Transkutane Elektrische Nervenstimulation (TENS) und das Interferenzstromverfahren zu den am häufigsten angewandten Verfahren. Es gibt auch Therapieformen, die Kurzwellen oder Mikrowellen therapeutisch gegen Schmerzen einsetzen. Schon recht esoterisch sind Magnetfeldtherapie und Bioresonanztherapie. Und doch profitieren genügend Patienten davon, weshalb ich gerne

Heilmagnetismus und Elektrotherapie

auf diese Methoden hinweise. Man kann sich ein TENS-Gerät oder eine Magnetfeldmatte im Sanitätshaus selbst kaufen, und wenn sie zur Schmerzlinderung zu gebrauchen sind, wäre es schade, diese nebenwirkungsarmen und einfachen Methoden nicht zu verwenden.

Menschen reagieren unterschiedlich auf Elektrizität

Ich möchte allerdings zu bedenken geben, dass wir in einer Zeit leben, in der Elektrosmog so stark zugenommen hat, dass wir alle ungewollt einem hohen Maß an elektromagnetischer Strahlung ausgesetzt sind. Es gibt auch Berichte von Umweltmedizinern, die Schmerzpatienten anraten, ihre Schlafstätte möglichst elektroarm zu gestalten. Mit einem Netzfreischalter kann man selbst den Kriechstrom, der in der Wand auch nach dem Ausschalten von Geräten verbleibt, abschalten. Dazu kommt die Beobachtung von Naturheilkundlern, dass Schmerzpatienten oft in geopathologischen Störzonen liegen, weshalb empfohlen wird, die Schlafstelle auch in dieser Hinsicht überprüfen zu lassen.

Ich selbst habe den Eindruck, dass Strom und elektromagnetische Strahlung krank machen. Wer schon einmal sein Handy in der linken Brusttasche getragen und einen Anruf erhalten hat, weiß, dass man diese Strahlung spüren kann. Übrigens hat auch die Wissenschaft festgestellt, dass sich Hirnströme verändern, wenn man mit Handys telefoniert. Wie schädlich das alles langfristig ist und ob es Krankheiten hervorrufen kann, ist aber noch nicht bewiesen.

Ich glaube, dass man in Bezug auf Elektrizität nicht alle Menschen über einen Kamm scheren kann. Wieder ist

Ich selbst habe den Eindruck, dass Strom und elektromagnetische Strahlung krank machen

Die Schmerzmittel-Lüge

Auch in Bezug auf Elektrizität kann man nicht alle Menschen über einen Kamm scheren

es so, dass manche Menschen Elektrizität lieben und sie brauchen und andere sie verabscheuen und davon krank werden. Der Einzelne muss für sich selbst überprüfen, welche Richtung für ihn zur Schmerzbekämpfung geeignet ist. Gut eignet sich dazu die Überlegung, ob man Gewitter mag und als angenehm empfindet oder darunter eher leidet. Wer durch die elektromagnetische Aufladung der Luft Schmerzen in alten Wunden bekommt, spricht auf Elektrizität an und sollte ruhig die einzelnen Elektrotherapieverfahren für sich ausprobieren. Dabei kann es sein, dass Überlagerungseffekte Schmerzen lindern. Es gibt aber auch den gegenteiligen Effekt einer Schmerzverstärkung und wenn das der Fall ist, wird man zukünftig von der Elektrotherapie absehen.

Guter Ersatz für Heizkissen: der Heilwärmer

Wer auf elektrische Spannung empfindlich reagiert, aber mit Wärmeauflagen Schmerzen lindern möchte, ist gut beraten, Heizkissen zu vermeiden. Ein guter Ersatz ist der Heilwärmer®. Dabei handelt es sich um ein Papierkissen aus Eisenerz, das in einer Plastikhülle in Sanitätshäusern verkauft wird. Sobald die Plastikhülle aufgerissen wird und Luft hinzukommt, entsteht unter Wärmeentwicklung Eisenoxid. Es ist eine wohltuende Wärme, die bis zu 24 Stunden anhält. Danach muss man es allerdings entsorgen. Nachdem das Kissen aber nur Eisenoxyd – natürlicher Bestandteil der Erdkruste – enthält und in Papier verpackt ist, kann es problemlos und umweltschonend entsorgt werden.

Bauchselbstmassage

Was Bauchselbstmassage alles bewirkt
Wenn Sie die heilende Kraft der eigenen Hände schon erfahren haben, sind Sie für die Bauchselbstmassage vermutlich besonders offen. Die dazu gehörigen Handgriffe kommen eigentlich aus der Therapierichtung Franz Xaver Mayrs, eines österreichischen Arztes, der die Mayr-Kur erfunden hat. Dabei geht es um die Vorstellung, dass der Darm die Wurzel der Gesundheit ist.

Darm und Wirbelsäule hängen zusammen. Die Segmentalnerven der Lendenwirbelkörper versorgen unter anderem auch den Darm. Wer Rückenschmerzen hat, klagt oft über einen trägen Darm, und umgekehrt. Aber auch Durchfall und Blähungen können dadurch, dass sie Druck und Zug im Bindegewebe des Bauchraums hervorrufen, sich der Wirbelsäule mitteilen und dort Schmerzen hervorrufen.

Darm und Wirbelsäule hängen zusammen

Viele Männer ab 40 haben einen vorstehenden Bauch. Betrachtet man bei ihnen die Lendenwirbelsäule, merkt man, dass sie stark nach vorne gebogen ist. Diese Rundung muss ausgeglichen werden, indem sich die Brustwirbelsäule gegenläufig krümmt, wodurch ein Rundrücken entsteht und sich der Hals nach vorne beugt, wodurch er sich auch verkürzt. All diese Veränderungen dienen nur dazu, die zu große Kugel des Bauches zu halten. Im Laufe der Jahre tritt noch eine Verkippung des Kreuzbeins nach rückwärts hinzu, mit der Gefahr der Ausbildung eines Gleitwirbels am Übergang von Lendenwirbelsäule zu Kreuzbein. Die Folge sind häufig Schmerzen vor allem im tiefen Lendenwirbelbereich. (S. a. S. 185 »Das Hohlkreuz-Problem«)

Die Schmerzmittel-Lüge

Die Mayr-Kur dient dazu, den Bauchumfang zu verkleinern. Ein positiver Nebeneffekt ist der, dass dadurch die übermäßige Biegung der Lendenwirbelsäule abnimmt. Unterstützt wird dieser Vorgang bei der Bauchselbstmassage, denn man korrigiert die Biegung schon dadurch, dass man den Rücken leicht runden muss, um überhaupt vorn mit den Händen am Bauch massieren zu können. Zusätzlich stärkt man die Rückenmuskulatur durch die Bewegung der Arme beim Massieren.

Mayr-Kur

Franz Xaver Mayr war ein österreichischer Arzt, der in der ersten Hälfte des 20. Jahrhunderts ein Gesundheitskonzept mit den drei Säulen Heilfasten, Entgiften und Entschlacken entwickelte. Vor allem aber ging es darum, weniger zu essen, um den Körper nicht mit Verdauungsarbeit zu überlasten. Wichtiger Bestandteil der Kur sind Bauchmassage und eine einförmige Kost, zum Beispiel aus altbackenen Weißbrotschnitten, die gut gekaut gemeinsam mit lauwarmer Milch über den Tag verteilt gegessen werden, bis heller »Heilungsstuhl« einsetzt. Es gibt heute im süddeutschen Sprachraum zahlreiche Kurhotels, in denen Mayr-Kuren unter ärztlicher Anleitung durchgeführt werden.

Die Wirksamkeit der Bauchselbstmassage

Die Wirksamkeit der Bauchselbstmassage geht aber weit über diese Überlegungen hinaus. Wenn man's genau nimmt, ist der Bauch jene Stelle, in der Sie mit den Händen bis ins Zentrum Ihres Körpers hineingreifen können. Die dortigen Organe sind zwar empfindlich, aber nicht in dem Maße wie das Gehirn, das undurchdringlich von einer Schale umgeben ist, oder wie Herz und Lunge, die im etwas durchlässigeren Korsett der Rippen stecken. Dieses beschützt bis zu einem gewissen Grad auch Leber, Bauchspeicheldrüse und Milz; dennoch bleiben diese Organe relativ zugänglich – neben Darm, Nieren, Blase und den Fortpflanzungsorganen der Frau.

Eine weitere Betrachtung ist die, dass sich ein großer Teil der Nervengeflechte und Nervenknoten des autonomen Nervensystems im Bauch befinden, darunter das bekannte Sonnengeflecht. Es ist durch Massage stimulierbar.

Ein großer Teil der Nerven des autonomen Nervensystems befinden sich im Bauch und sind durch Massage stimulierbar

Vielleicht haben Sie selbst schon festgestellt, dass es zwischen dem Zentralnervensystem und dem autonomen System des Bauchraums enge Verbindungen gibt. Mit vollem Magen können Sie nur schwer einschlafen und tun Sie es doch, dann träumen Sie heftig. Genauso gut funktioniert es in der anderen Richtung: Geistige und seelische Regungen schlagen sich sehr oft auf Magen oder Darm.

Da Sie Ihr Gehirn und Ihre Seele aber nicht direkt massieren können, ist es eine gute Idee, über eine pflegliche Behandlung des Darms auch Ruhe in übergeordnete Bereiche zu bringen. Das schließt auch die seelische Verarbeitung von Schmerz ein. Es geht also bei der Bauchselbstmassage nicht nur um eine Förderung der Verdauung mit einer möglichen Stimulierung des Immunsystems, das sich ja zu großen Teilen im Darm befindet, und auch nicht nur um eine gymnastisch wertvolle Korrektur von Wirbelsäulenfehlhaltungen – es geht auch um eine direkte Stimulierung der Gehirn-Darm-Achse. Im Volksmund spricht man auch gern von Streicheleinheiten.

Sich Streicheleinheiten verpassen

So wird die Bauchselbstmassage durchgeführt

Wie wird diese Bauchselbstmassage nun gemacht? Sie legen sich mit angewinkelten Beinen, Füße aufgestellt, auf den Rücken und massieren mit beiden Händen, die auf der Bauchhaut ruhen wie ein Schiff auf See. Das heißt, sie tauchen zwar in die Bauchhaut ein, ohne aber zu pressen. Eigentlich gleiten sie anfänglich nur über den Darm, ohne diesen direkt zusammenzudrücken. Diese Stimulierung reicht anfangs schon aus, um das autonome System ausreichend anzuregen. Es erledigt dann die begonnene Aufgabe von selbst.

Am Anfang macht man mit beiden Händen auf dem Unterbauch kreisförmige Bewegungen, die einwärts führen. Die rechte Hand arbeitet dabei gegen den Uhrzeigersinn, die linke im Uhrzeigersinn. Man massiert dort eine Minute lang und geht dann eine Handbreit höher, etwa auf Höhe des Nabels. Dort massiert man weiter, um sich dann sozusagen zu einer noch höheren Etage »vorzuhangeln«. Das Ganze dauert 10 Minuten und wird abends vor dem Schlafengehen gemacht, ist aber auch mehrmals täglich möglich und kann zeitlich ausgedehnt werden.

10 Minuten Bauchmassage täglich

Wenn man das einige Tage lang gemacht hat, merkt man, was es heißt, den Darm durch diese Massage »einzurichten«. Man entwickelt ein angenehmes Gefühl in dieser Region und der Darm wird kleiner. Blähungen lösen sich früher und werden seltener.

Mit wachsender Erfahrung kann man seine Grifftechnik erweitern. Dazu gibt es einschlägige Lehrbücher. Am besten allerdings gelingt einem die Vervollkommnung der Bauchselbstmassage, indem man alles selbst ausprobiert im Alleinverfahren. Je besser man seinen Darm kennen lernt, desto genauer weiß man, was ihm bekommt und was nicht. Als grober Anhaltspunkt dient der Schmerz: Alles, was wehtut, ist schädlich. Man darf sich nie zwingen, sondern sollte den Darm überreden lernen. Dann darf man auch schon einmal fester drücken. Sehr wohltuend sind auch sanfte Striche über die Leber, die unter dem rechten Rippenbogen zu tasten ist, und über die Milz, die man links in der Tiefe des linken Rippenbogens findet. Wahrscheinlich kann man in der Leber den Stoffwechsel anregen durch die bei vorsichtiger Massage eintretende Mehrdurchblutung und durch Striche über die Milz das Immunsystem stimulieren. Ob das aber tatsächlich so ist, ist noch nicht bewiesen. In jedem Fall ist es eine sehr angenehme Therapie, die gleichwohl in der Kraft dosiert bleiben muss, um nicht zu schaden.

Wahrscheinlich wird durch die Bauchmassage auch der Stoffwechsel angeregt und das Immunsystem stimuliert

Hungern und Joggen

Unter diesem spektakulären Aufmacher soll nun auf das Thema Ernährung und Bewegung eingegangen werden, denn Ratschläge hierzu stürzen immer dann gebetsmühlenartig auf Patienten ein, wenn man nicht mehr weiter weiß. »Abspecken, mehr trinken, aber bloß keinen Alkohol« – so oder ähnlich kriegt man es in Arztpraxen zu hören, sobald man Krankheiten auf den Grund gehen möchte. Bis zu einem gewissen Grad stimmt das. Aber es gibt zu viele glückliche und schmerzfreie Menschen, die gern gut essen und es sich gemütlich machen, um Völlerei und Faulenzerei so einfach im alten christlichen Sinne als Todsünden anzusehen, womit man sich die gerechte Strafe Gottes, den Schmerz, verdient.

Thema Ernährung und Bewegung

Die »richtige« Lebensweise – schon seit Jahrtausenden bekannt

Eigentlich gibt es zu diesem Thema – »richtige Lebensweise« – seit Jahrtausenden nichts Neues mehr zu sagen. Schauen Sie sich doch einmal die »Diät« der Ärzte des Altertums an. Die Vorschriften, die sie ihren Kranken machten, sind dieselben, die wir aus alten asiatischen Heillehren ziehen und ähneln dem, was man heute als »vernünftige Lebensweise« bezeichnet. Durch diese Vielzahl von Menschen und Kulturen, die alle auf die gleichen Schlüsse kommen, erübrigen sich eigentlich weitere wissenschaftliche Beweise.

Ratschläge der Ärzte des Altertums

Die alten Ärzte empfahlen »Aer«, Frischluft und richtiges Atmen. Kein Wunder, wenn man das Müllproblem und den unerträglichen Gestank auf den Straßen des alten Rom berücksichtigt. Davon wurden damals Menschen krank und die Luftverschmutzung des Industriezeitalters steht dem in nichts nach. Als Nächstes galt es,

Auf Speise und Trank achten

auf »Cibus et Potus« zu achten, also Speise und Trank. Man sollte zwischendurch fasten und insgesamt maßvoll essen und trinken. Sie empfahlen »Motus et quies«, das heißt ein ausgewogenes Verhältnis zwischen Aktivität und Ruhe. Was früher den Sonntag oder den Feierabend auszeichnete, gilt heute vielfach nicht mehr, weshalb es kein Wunder ist, dass Stresserkrankungen zunehmen. Gleiches gilt für »Somnus et vigilia«, das richtige Verhältnis zwischen Schlaf und Wachen. Dazu gehört auch die Entspannung und Erfülltheit durch Sexualität, dazu gehört Meditation, aber auch die Fähigkeit, mal die Sau rauszulassen und auf die Pauke zu hauen. All das, im richtigen Maß, ist gesundheitsfördernd. Ein fast revolutionäres Konzept, wenn man bedenkt, wie sich heute manch »Gesundheitsbewusste« im pseudoreligiösen Eifer die Gesundheit – und die Lebensfreude – vom Mund abzusparen versuchen. Diese Einseitigkeit ist wahrscheinlich genauso gesundheitsschädlich wie die Dauerexzesse von Genussfreudigen und Lebemenschen. Dann galt es, auf »Excreta et Secreta« zu achten, auf die Reinhaltung der Körpersäfte und darauf, dass man regelmäßig und gut ausscheidet. Das geht von Schweiß über Harn und Stuhl und Monatsblutung bis hin zu den Sekreten des Nasen-Rachen-Raums. Anstatt darüber zu verzweifeln, dass man jedes Jahr einen Schnupfen oder Husten mit reichlichem Schleimfluss bekommt, den man mit allen möglichen künstlichen Mitteln bekämpft, sollte man seinem Körper lieber vertrauen, dass er weiß, was er tut. Wird dieses »Reinigungsritual« immer wieder behindert, klappt bald gar nichts mehr und Sie haben neben einer Sekretionsstörung im Atemwegtrakt auch andere gesundheitliche Probleme.

Husten und Schnupfen als »Reinigungsritual«

Letztlich empfahlen die Alten, auf den »Affectus animi« zu achten, die Psychohygiene. Dazu gehört ein kultivierter Lebensstil, positives Denken, Religion und Philosophie, kurz: dass Savoir-vivre oder die Lebenskunst.

Auf die »Psychohygiene« achten

Lassen Sie diese Liste einmal auf sich wirken und Sie werden sehen, dass seit Jahrtausenden in der Medizin weniger erfunden worden ist, als mancher glauben mag oder Ihnen einreden will.

Was ist, wenn jemand schon ein Leben lang diese Prinzipien missachtet hat und womöglich zusätzlich von zahlreichen unnötigen Interventionen der Schulmedizin geschädigt ist? Wie soll man diesen Zustand angehen? Reicht es denn, einfach ein neues Kapitel aufzuschlagen und von nun an gesünder zu leben? Natürlich spielt es auch eine Rolle, wie lange man schon »ungesund« lebt.

Die Schmerzmittel-Lüge

Gesundheitsrisiko Übergewicht

Jemand, der Schmerzen hat und zugleich übergewichtig ist, muss sich der Tatsache stellen, dass Übergewicht eine deutlich stärkere Belastung von Knochen und Gelenken zur Folge hat und dadurch auch eine Verformung des Halte- und Standapparates des menschlichen Körpers entstehen kann. Das ist es, was der Orthopäde dann als »Verschleiß« sieht. Ein Halteapparat, der über Gebühr beansprucht wird, geht irgendwann einmal kaputt – und das macht Schmerzen.

Wer zu viel isst, wird eben nicht nur dick. Er nutzt sein Gewebe auch stärker ab

Wer zu viel isst, wird eben nicht nur dick. Er nutzt sein Gewebe auch stärker ab, weshalb oft früher als bei Normalgewichtigen kaputte Gelenke ausgetauscht oder Leistenbrüche oder Nabelbrüche chirurgisch korrigiert werden müssen. Hämorrhoiden, Stuhl- und Harninkontinenz haben in vielen Fällen ihre Ursache in einem zu schweren Bauch.

In zahlreichen Büchern zum Thema Schmerz wird dann suggeriert, dass die Wurzel meist ein schwerwiegendes Stoffwechselproblem ist, das durch Medikamente oder Diät behoben werden muss. Wenn diese »Stoffwechselpolizei« kommt, gehen bei mir dann rote Lampen an, denn die vorgebrachten Konzepte überzeugen selten, und der Effekt ist meistens ja nur der, dass einer dem anderen Vorschriften machen kann, was er essen muss oder nicht essen darf. Gerade die freie Wahl der Speisen gehört meiner Ansicht nach aber zu den Grundrechten jeden Tiers, und somit auch des Menschen.

Kann Ernährung Sünde sein?

Als Schmerzvermittler wird oft die Arachidonsäure angesehen, die vor allem in Fleisch enthalten ist. Wie machen das nur die Raubtiere?! Sie essen äußerst einseitig. Wenn man bedenkt, dass manche von ihnen nur rotes Fleisch, manches davon schön fett, verspeisen, wundert man sich, dass sie ob der dauernden Aufnahme von Säurebildnern nicht schon in jungen Jahren mit rheumasteifen Gliedern herumhumpeln und völlig verkalkt vorzeitig das Zeitliche segnen. Die tödlichen Mengen der Arachidonsäure, die diese armen Wesen mit all dem Fleisch schlucken müssen, müssten Tierschützer eigentlich reihenweise auf die Barrikaden treiben.

Dass das nicht so ist, hat mit dem Rest an Vernunft zu tun, der auch im stärksten Befürworter einer arachidonsäurearmen Diät steckt. Denn diese gehört, wenn man es genauer betrachtet, zu den essenziellen, das heißt lebensnotwendigen Fettsäuren, ohne die der Mensch gar nicht leben kann. Und genauso wie es stimmt, dass die Arachidonsäure der Grundbaustoff zahlreicher Schmerzsubstanzen, vor allem der Prostaglandine, ist, stimmt es auch, dass wir ohne Arachidonsäure gar keine Hormone hätten und auch auf die guten Endorphine verzichten müssten, die unsere Schmerzen stillen.

Arachidonsäure wirklich so gefährlich?

Wenn Sie also lesen, dass tierisches Eiweiß Schmerzen macht, weil es Arachidonsäure enthält, beherzigen Sie den alten Spruch von Paracelsus, der sagte: »Es ist nichts ein Gift, die Dosis macht's«. Wenn Sie ein Kilo Speisesalz hinunterwürgen, sind Sie genauso tot wie von 20 Litern Wasser.

Die Stoffwechselüberlastung

Natürlich gibt es auch die so genannte »Stoffwechselüberlastung«. Ein gutes Beispiel für diesen Fall sind dicke Altersdiabetiker. Ihr Körper produziert zu viel Insulin, da sein Ansprechen auf dieses Hormon ver-

Gicht – tatsächlich Folge einer »Stoffwechselüberlastung«

mindert ist. Da Insulin im Körper zahlreiche Aufgaben hat, wirkt sich dieses verminderte Ansprechen unter anderem als mangelhafte Verarbeitung von Cholesterin und Neutralfetten und Überschuss an Harnsäure aus. Die Folge ist eine Ausfällung von Harnsäure in den Gelenken, ein Vorgang, den man durch Alkoholgenuss verstärken kann. Harnsäurekristalle schmerzen wie Nadelstiche und rufen eine heftige Entzündung hervor. Diese Krankheit nennt man auch Gicht und sie ist tatsächlich Folge einer »Stoffwechselüberlastung«.

Dass Harnsäurekristalle in Gelenken ausfallen können, hat zu dem Schluss geführt, dass Säure für den Körper ganz allgemein schlecht ist. Nachdem sich dieser Schluss bald als falsch herausgestellt hat – denn die meisten »Säuren«, die wir uns zuführen, kommen in Salzform und sind neutral –, wird seit einer Weile von »Säurebildnern« gesprochen. Darunter zählt man vor allem tierisches Eiweiß, namentlich rotes Fleisch. Was davon zu halten ist, merken Sie nicht nur an den oben erwähnten »pumperlgsunden«, naturgemäß auf Salat verzichtenden Altlöwen, sondern auch an unverbesserlichen Menschen in süddeutschen Regionen, die ihre auf äußerst fettige Fleisch- und Wurstwaren gegründete, säurebildner- und harnsäurereiche Hausmannskost nicht aufgeben wollen und dabei – zumindest in meiner Erfahrung – auch nicht mehr Schmerzen haben als die Durchschnittsbevölkerung.

Ungesunde Ernährung? – Fallbeispiele

Im Laufe eines Medizinerlebens sammelt sich schon ein Kuriositätenkabinett an Verhaltensweisen an, anhand dessen man die beeindruckende Belastbarkeit des menschlichen Stoffwechsels überprüfen kann. Eine

35-jährige Krankenschwester, die als Schmerzpatientin zu mir kam, hatte nach eigenen Angaben seit zehn Jahren fast nichts mehr gegessen, um ihre Figur zu halten. Sie klagte dann über nächtliche Heißhungerattacken, bei denen sie im Halbschlaf Schokolade in sich hineinstopfte. Tagsüber, wenn andere wohlschmeckende, gesunde Nahrung zu sich nahmen, blieb sie lieber hungrig. Aufgrund dieser Angaben ist nicht nachzuvollziehen, wie sie ihren Basisbedarf an Vitaminen deckte, und wenn man berücksichtigt, dass gerade Schokolade als böser Säurebildner bekannt ist, hätte man in jedem Fall angenommen, dass ihre Schmerzen damit in Zusammenhang standen. Nach Gabe einer homöopathischen Hochpotenz waren die Schmerzen um 60% gemildert, und während eines Urlaubs, den sie im Kreis ihrer Familie genießen konnte, erreichte sie völlige Schmerzfreiheit – ohne dass sich allerdings ihr Essverhalten geändert hätte!

Ich war einmal als Stationsarzt auf einer Geriatrischen Abteilung tätig, wo mir eine 91-Jährige bekannte, sie habe in den letzten Jahren fast nur noch Butter gegessen. Wenn sie hungrig war, holte sie sich ein viertel Kilo Butter aus dem Kühlschrank und kaute daran. Auf weitere Nahrungsmittel habe sie verzichten können. Das Gespräch entstand deshalb, weil man sie nun hier im Krankenhaus an andere Kost gewöhnen wollte. Sie hatte offenbar seit Jahren fast nur tierisches Eiweiß zu sich genommen und übrigens überhaupt keine Schmerzen. Auch ihr Cholesterinspiegel war eher niedrig.

»Ungesunde« Ernährung muss nicht zu Schmerzen führen

Ein weiterer Fall ist der eines 74-jährigen Herzkranken, der bei mir aufgrund seiner Herzschwäche in Behandlung ist. Morgens isst er Presssack, mittags Presssack und abends Presssack. Natürlich in der Regel mit Brot, mitunter auch mit Speck und Wurst. Dazu immer gern etwas Bier oder Most. Obst und Gemüse mag er nicht und verzichtet ganz darauf. Diese Art der Ernährung kennt er angeblich seit seiner Jugend nicht anders. Zu Feiertagen isst er dann schon gerne einmal Schweinsbraten mit Speck und Klößen und dergleichen. Neben einem leicht erhöhten Harnsäurespiegel zeigt er keine Anzeichen einer Stoffwechselüberlastung und hat keine Schmerzen.

Ich gebe diese Beispiele eigentlich ohne die Hoffnung weiter, die Stoffwechselpolizei oder Säurepolizei dadurch zu überzeugen. Vielmehr möchte ich Ihnen Mut machen, persönlichen Vorlieben nachzugeben und auch durchaus einmal diätetisch auf die Pauke zu hauen, wenn es sein muss.

Persönlichen Vorlieben ruhig nachgeben

Kein Übermaß, aber essen, was einem schmeckt

In meiner Erfahrung ist selbst zubereitete, ausgewogene Kost gesünder als ein Zuviel an industriell gefertigten Nahrungsmitteln. Das Wesentliche aber: Seien Sie nicht übermäßig! Wer an einem Tag zu viel gegessen hat, sollte am anderen Tag hungern. Überhaupt ist es günstiger, auf den Hunger zu warten, bevor man wieder isst, und mit dem Essen aufzuhören, wenn man keinen Hunger mehr hat.

In meiner Erfahrung ist selbst zubereitete, ausgewogene Kost gesünder als ein Zuviel an industriell gefertigten Nahrungsmitteln

Wenn einmal eine Überlastung stattgefunden hat, hungert der vernünftige Mensch dann eine Weile, um seinem Stoffwechsel die Chance zu geben, die Sache zu regeln. Und das tut dieser auch in der Mehrzahl der Fälle. Wozu soll es dann dienen, durch ein ganzes Theoriengebäude über vernünftige oder unvernünftige Diät die Menschheit verrückt zu machen? Man bedenke doch einmal, wie viel Lebensfreude Menschen abgeknapst wird, die sich aufgrund dieser Diätwichtigtuer quälen und schon alles als »Sünde« einstufen, was ihnen schmeckt! Ganz davon abgesehen ist mancher Heißhunger oder »Appetit« auch ein natürlicher Drang des Körpers, sich das zu nehmen, was er braucht, und die »Sprache des Körpers« ist ernst zu nehmen, selbst wenn er nach Schokolade verlangt. Süßigkeit macht seelisches Leid wett und ist manchmal notwendig zum Überleben.

Manchmal sinnvoll: den Darm entlasten

Es gibt natürlich auch Fälle von Schmerzpatienten, die von »basischer« Diät profitieren. Es sind dies vor allem Menschen, deren Stoffwechsel seit Jahren durch Überernährung und Bewegungsmangel sich einseitig belastet hat und eine »Umpolung« braucht. Es ist etwas für ältere Menschen, deren Reserven nachlassen.

In meiner Beobachtung sind das – ayurvedisch gesagt – eher Pitta-Typen mit einer Pitta-Störung, die ja auch leichter Gallenkoliken oder Leberfunktionsstörungen bekommen. Nach der alten Säftelehre sind es Menschen mit Störungen der »gelben Galle«, die ein cholerisches Temperament aufweisen. Sie neigen zu Übertreibungen, und das auch wider besseres Wissen und gegen den Protest des Körpers. Also essen und trinken sie zu viel und einseitig, und das über Jahre hinaus. Wenn sie dann eine Umkehr vollziehen, findet diese auch radikal und leidenschaftlich und gegen Protest des Körpers statt. Es tut ihnen direkt gut, jetzt einmal »ordentlich« und »durchgreifend« zu reinigen und zu klären. Es sind Menschen, die sich Radikalkuren unterziehen, nach denen sie einem in Hochstimmung erzählen, dass sie darauf »schwören« und sie nur jedem empfehlen können.

> *Schmerzpatienten, die von »basischer« Diät profitieren*

Wie macht man das nun, den Darm entlasten? Sie können selbst einfach zu Hause drei Tage einschieben, in denen Sie nur Tee, Mineralwasser, Gemüsebrühe oder Gemüsesäfte zu sich nehmen. Zusätzlich können Sie Basen-Pulver einnehmen, das in jeder Apotheke von verschiedenen Herstellern erhältlich ist. Als Nahrungsergänzungsstoffe werden noch Vitamin E und Vitamin C, je 500 mg täglich, empfohlen.

Ab dem vierten Tag beginnen Sie dann wieder zu essen. Sie bevorzugen Frischkost, die selbst zubereitet und vollwertig ist. Sie nehmen kein Tiereiweiß zu sich, also kein Fleisch, keinen Fisch, keine Eier und keine Milchprodukte. Diese Kost führen Sie drei Monate lang durch. Danach können Sie stufenweise wieder tierisches Eiweiß einführen, sollten damit aber zeitlebens sparsam bleiben.

Um den Darm zu entlasten, berücksichtigen Sie auch individuelle Überempfindlichkeiten stärker als zuvor. Was Sie nicht vertragen haben, fällt nun ganz weg. Viele Menschen haben eine Weizen- und Roggenunverträglichkeit aufgrund einer zu hohen Sensibilität gegen Gluten. Also essen Sie stattdessen Hirse, Mais, Reis, Amaranth und Buchweizen. Die den Darm am häufigsten irritierenden Nahrungsmittel sind Zitrusfrüchte und Zucker im Übermaß. Wenn Sie nicht wissen, was Sie nicht vertragen, dann verzichten Sie auf diese Nahrungsmittel.

Die Darmsanierung

Zur »Umpolung« des Stoffwechsels gehört auch die Darmsanierung. Dabei geht es um die Tatsache, dass ein überlasteter Darm sehr oft von Pilzen überwuchert ist oder das Gleichgewicht zwischen den einzelnen Darmbakterien verloren gegangen ist. Diese Fehlbe-

Hungern und Joggen

siedlungen führen zu vielfältigen immunologischen Reaktionen und entzündlichen Prozessen durch toxische Substanzen (Ammoniak, Indol, Phenol, Fuselalkohole, Gärungsgase). Diese überschwemmen die Leber und überfordern sie, wodurch für den Abbau von Schlacken keine Kapazität mehr bleibt. Diese Schlacken, so die Vorstellung, werden in Gewebe abgelagert und rufen dort Schmerz hervor.

Wer über den Zustand seines Darms seriös informiert werden will, geht am besten zum Arzt und lässt eine Stuhlanalyse durchführen. Dabei geht es nicht nur um die verschiedenen Bakterien, die man darin findet, sondern um die Anzahl und die Verteilung. Ist zusätzlich eine Pilzbesiedelung nachgewiesen, kann man auch noch die entsprechenden Antikörper im Blut bestimmen lassen, um eine einfache Besiedlung von einer systemischen Infektion zu unterscheiden, eine Frage, die bei der Pilzbehandlung von großer Bedeutung ist.

Wer über den Zustand seines Darms seriös informiert werden will, geht am besten zum Arzt und lässt eine Stuhlanalyse durchführen

Wie wird so ein Darm saniert? Dazu gibt es je nach Brieftasche drei Lösungen. Die Billigversion ist das Schlucken von wohlschmeckenden Joghurt-Kulturen, die im Supermarkt zur »Immunstimulation« angeboten werden. Dabei sollte man sich aber nicht in die eigene (Brief-)Tasche lügen. Die darin enthaltene Anzahl von Bakterien kann es nicht mit der Anzahl von Bakterien in Bakterienpräparaten der Pharmaindustrie aufnehmen. Manchen reicht es, davon eine Packung über einige Wochen einzunehmen. Wer aber gewissenhaft arbeiten will, lässt sich in ein Programm aufnehmen, bei dem unter Überwachung des Arztes über einen Ablauf von mehreren Monaten steigende Dosierungen von Bakterienpräparaten inklusive Bakterientypwechsel eingenommen werden.

Verschiedene Möglichkeiten der Darmsanierung

Das umfassendste Konzept, mit dem man seinen Darm

Darmsanierung nach Franz Xaver Mayr

auf Vordermann bringt, stammt vom österreichischen Arzt Franz Xaver Mayr, dessen Wirken in die erste Hälfte des 20. Jahrhunderts fällt. Das Konzept beruht auf alten Vorstellungen, von Hippokrates bis Maimonides, und vertritt die Überzeugung, dass die meisten Alterserscheinungen tatsächlich Folgen eines erkrankten Darms sind. Wenn wir alte Menschen sehen, können wir in der Regel auch an ihrer Bauchform die Gültigkeit des Gesundheitskonzeptes von Mayr überprüfen. Da gibt es dann den »Schlaffen Kotbauch« oder den »Entzündlichen Gaskotbauch« zu bewundern, die auch nachweislich (bis zu einem gewissen Grad) unter den verschriebenen Kuren verschwinden. Wesentlicher Bestandteil dieser Kuren ist allerdings eine einförmige, einfache Ernährung und eine gute Dosis Hungern. Nicht selten

Die Fasteneuphorie – Zeichen, dass Hunger zu Entschlackung und zur Gesundung führt

erlebt man während der in der Regel stationär über mindestens eine Woche laufenden Kuren die berühmte Fasteneuphorie, die auch schon die Alten kannten. Man fühlt sich glücklich, wohl aufgehoben und mit Gott und der Natur bis in die feinsten Fingerspitzen verbunden. Meiner Ansicht nach ist diese Emotion das untrüglichste Zeichen, dass Hunger zu Entschlackung und zur Gesundung führt – der Kern der Mayr-Kur und ähnlicher Gesundheitskonzepte. An der Fasteneuphorie kann man auch erkennen, dass der Stoffwechsel durch Hungern keinesfalls stärker gefordert oder gar überlastet wird, sondern sich aus eigener Kraft effektiv von den Giftstoffen befreien kann, unter denen er gelitten hat.

Wie viele aus eigener qualvoller Erfahrung wissen, weicht die Fasteneuphorie jedoch bald dem Alltag, bei dem man wieder zu viel isst und bald auch wieder das Ursprungsgewicht erreicht hat. Vielleicht ist das auch gut so, denn schon die Alten sprachen nicht von dauerhaftem Schlankwerden, sondern rieten zu intervallmäßigen Entschlackungskuren, wie sie sich im Christentum vor der Osterzeit bis zum heutigen Tag erhalten haben. Ich glaube, dass unser Gewicht auch eine wichtige Funktion im seelischen Bereich hat, die weit über Aussehen oder Stoffwechselprozesse hinausgeht. Da denkt man auch an das Gewicht, das einer in der Gesellschaft hat – aber auch an die Schutzschicht, den Panzer, der einen gegen die Unbill des täglichen Lebens wappnet. Wie viel man wiegt, sagt oft etwas darüber aus, wie viel Schutz man braucht und hat. So gesehen ist Übergewicht oft Ausdruck des Versuchs, sich in der Ellenbogengesellschaft zu behaupten, und sogar zum Überleben notwendig. Da darf es nicht verwundern, wenn die Pfunde kurz nach dem Purzeln wieder ansteigen, weil die Lage anders nicht zu bewältigen ist.

> *Wie viel man wiegt, sagt oft etwas darüber aus, wie viel Schutz man braucht und hat*

Die Lebenskraft stärken, den Hunger zähmen

Der Begriff der »Lebenskraft« spielt in der Naturheilkunde eine große Rolle. Wenn wir uns gut fühlen, ist sie da. Wenn wir uns schlecht fühlen, ist sie geschwächt. Das Maß an Lebenskraft entscheidet den Ablauf einer Krankheit. Wer eine gute Lebenskraft hat, erkrankt sehr rasch sehr stark und gesundet sehr rasch und vollkommen. Bei einem grippalen Infekt bekommt er hohes Fieber, fühlt sich völlig geschwächt und merkt dann, dass es sehr rasch aufwärts geht auf ein Niveau völligen Wohlbefindens. Wer eine schlechte Lebenskraft hat, erlebt während einer Krankheit einen graduellen Abstieg in ein Jammertal, dem er in kleinen Schritten und vielleicht nie entkommen kann. Als ein probates Mittel, seine Lebenskraft zu stärken, gilt seit alters her das Fasten. Wissenschaftlich gesichert ist, dass Fasten die Immunabwehr stärkt. Bekannt ist

> *Als ein probates Mittel, seine Lebenskraft zu stärken, gilt seit alters her das Fasten*

auch, dass Fasten nach einer Phase quälenden Hungers Euphorie auslöst. Im Gegensatz zum kleinen Endorphinschub des Joggers, der ihm nach einer Stunde Dahintrabens Mut macht und ihn wohlig einlullt, ist die Fasteneuphorie aber ganz im Gegenteil eine Phase sehr intensiver Sinnesempfindungen und geistiger Klarheit. Man spricht von »Reinigung« und meint doch eine Zunahme der Lebenskraft. So ein Effekt kann auch in verschiedenen Graden durch Verliebtheit, einen beruflichen Erfolg oder ein Gemeinschaftserlebnis mit Freunden ausgelöst werden. Das Besondere am Hunger ist, dass er unweigerlich immer wieder auftritt. Eigentlich muss man nur darauf warten.

Vor einigen Jahren fiel mir auf, dass eine relativ große Anzahl von Schmerzpatienten Hunger nicht ertragen kann. Das hat damit zu tun, dass Hunger eine zusätzliche Qual ist – große Empfindlichkeit gegen Hunger zeigt aber auch eine Überlastung des Nervensystems an. Ist diese die wahre Ursache des Schmerzes, dann kann Hungertraining schmerzlindernd wirken. Dieses besteht darin, das anfänglich Unerträgliche des Hungers vorübergehend ertragen zu lernen. Man lernt dabei innerliche Kräfte zu sammeln. Diese Übung darf allerdings nicht ins Gegenteil umschlagen und zur Magersucht führen. Es geht um Zähmung. Wer sich bezähmen lernt, lernt Dinge zu meistern. Nebenbei wird die Lebenskraft gestärkt, die Schmerzsyndrome überwinden kann.

Hungertraining kann schmerzlindernd wirken

Joggen ist ideal

Joggen ist meiner Erfahrung nach ein idealer Weg, den Körper in Schwung zu halten. Es ist leicht zu erlernen und auszuüben, es kostet neben einfacher Sportkleidung nichts, führt einen in frische Luft und ist nach

Hungern und Joggen

der Zähmung des Hungers der beste Weg im Umgang mit der eigenen Lebenskraft. Man lernt, den eigenen Körper als Ressource zu begreifen. Er ist ein leistungsfähiges Organ, das weder über- noch unterfordert werden sollte. Beim Joggen lernt man die eigene Betriebsgeschwindigkeit richtig einzustellen und wird auch sensibler für andere Dinge. Man erlebt eine neue Wahrnehmung von Selbst und Zeit, von eigener Leistungsfähigkeit und Leistungswillen und das Zusammenspiel verschiedener Körperteile. So lernt man zum Beispiel, eine schmerzende Wade oder Seitenstechen durch gezielte Schonung und Geduld »wegzulaufen«. Hinzu kommt, dass die regelmäßige Bewegung von Armen und Beinen neben den kleinen Erschütterungen beim Aufprall der Beine wie nichts anderes geeignet ist, Verspannungen im Bereich der Wirbelsäule zu lockern.

Joggen hat vielfältige Vorteile

Joggen eignet sich allerdings nur dann, wenn Sie noch nicht zu weit gehende Schädigungen im Bewegungsapparat haben. Und selbst wenn diese erst leicht sind, sollten Sie sehr vorsichtig damit sein, diesen überzustrapazieren. Schmerzen in einem Kniegelenk lassen sich zwar auch bis zu einem gewissen Grad »weglaufen«, verstärken aber bei mangelnder Vorsicht bereits vorhandene Knorpeldefekte. Manchmal spürt man bei Betriebstemperatur während des Laufens keine Schmerzen, die dann später in der Ruhephase umso stärker einsetzen. Insgesamt sollte man sich überhaupt fragen, ob bei deutlich erhöhtem Übergewicht der harte Aufprall der Füße den Bewegungsapparat nicht überfordert und eher schädliche Auswirkungen, vor allem auf Hüft- und Kniegelenke haben kann.

Deshalb ist es sinnvoll, sich auf das Joggen vorzubereiten. Für den Anfang kaufen Sie sich ein kleines Tram-

Die Schmerzmittel-Lüge

Sich mit dem Trampolin auf das Joggen vorbereiten

polin für den Hausgebrauch, auf dem Sie erst einmal täglich zwei Minuten – nicht mehr – wippen. Dadurch wird der Lymphfluss im ganzen Körper beschleunigt und die Haltemuskulatur stimuliert. Nach einer Woche verlängern Sie die Trainingszeit auf fünf, nach einer weiteren Woche dann auf 15 Minuten. Das machen Sie so lange, bis Sie merken, dass die Muskulatur der Beine und des Rückens kräftiger geworden ist. Als Nächstes gehen Sie jeden Tag eine halbe Stunde spazieren. Anfangs zügig, dann stramm, und nach mehreren Wochen so schnell, dass Sie fast laufen. Wenn Sie bis zu diesem Punkt gekommen sind, ohne dass Ihr Bewegungsapparat protestiert, sind Sie bereit, 15 Minuten täglich zu joggen. Jeden Monat laufen Sie dann 15 Minuten länger – bis Sie eine Stunde laufen können.

Joggen wirkt sich gut bei Schmerzen aus

Weiter müssen Sie nicht gehen. Ihr Körper wird kräftig, Ihr Gewicht geht runter und Sie haben Selbstdisziplin gelernt. All das hat sich in der Zwischenzeit gut auf Ihre Schmerzen ausgewirkt. Lagen sie im Kopf und gingen Richtung Migräne, hat das Gefäßtraining eine Stabilisierung erreicht. Lagen sie im Bereich der Wirbelsäule, haben ständige Bewegung, Muskeltraining und Erschütterungen nebst Mehrdurchblutung des Gewebes den Schmerz vertrieben etc. Manchmal führt ein konsequenter Weg über Hungern und Joggen zu Schmerzfreiheit, wo alle anderen Heilmittel versagten.

Ein 47-jähriger Kollege, der als Orthopäde niedergelassen ist, erzählte mir, er habe lange Jahre unter Rückenschmerzen gelitten und sich dabei auch mehrmals bei Nachweis von Bandscheibenvorfällen am Hals operieren lassen. Gewissenhaft führte er über lange Zeit die Übungen der Rückenschule aus, um seine »schwache Muskulatur« zu kräftigen. Geholfen hatte all das nicht viel. Irgendwann einmal habe er zu joggen begonnen

Hungern und Joggen

und erst dadurch seine Schmerzen verloren. Er erklärte das aus dem Faktum, dass der Aufprall der Füße beim Laufen sich der Wirbelsäule quasi als Vibrationsmassage mitteilt und dabei Verkrampfungen lösen kann. Sehr wichtig sei es auch, gut die Arme mitzuführen, deren Gewicht sich durch symmetrische Pendelbewegung der Wirbelsäule mitteilt und dabei zu Muskelkräftigung, Lockerung von Geweben und Mehrdurchblutung führt. Darüber hinaus aber habe Joggen den Vorteil, einen aus der häuslichen oder beruflichen Umwelt in die Natur zu führen. Man spüre den eigenen Körper und mache etwas für sich. Dadurch erlebe man, dass man »es sich wert« sei. Er empfehle seither vielen seiner Patienten das Joggen als Schmerztherapie und habe viele positive Rückmeldungen erhalten.

Einschränkend möchte ich an dieser Stelle allerdings wiederholen, dass diese Empfehlung in jedem Fall nur konstitutionsabhängig gegeben werden soll. Ein Athletiker ist erleichtert und freut sich, wenn er zwischendurch wieder einmal so richtig schön seine Muskeln spüren darf. Ein Pykniker wird meiner Erfahrung nach nie zum begeisterten Jogger, höchstens zum Walker, und zieht sich bei seiner begrenzten Muskulatur sehr leicht Verletzungen zu. Ein Pitta-Typ übertreibt sehr leicht, rennt schon beim ersten Mal in höchstem Tempo drei Stunden lang durch die Gegend und wundert sich dann, wenn er tagelang Muskelkater hat oder gar in eine Kiesgrube gestürzt ist.

Joggen nur je nach Konstitution empfehlenswert

Heutzutage gibt es genug vom Jogging Geschädigte, um das »Walking«, ein rasches Gehen mit aufrechter Körperhaltung und bewusstem Mitführen der Arme, populärer zu machen. Der Vorteil des Walking ist immer dann eindeutig, wenn man einen schweren Körperbau hat. Der Trainingseffekt ist dem Joggen vergleichbar, aber Knochen und Gelenke werden Ihnen die geringere Beanspruchung danken.

Lieben

Dass der Mangel an Liebe und Geborgenheit Krankheiten zur Folge hat und in der Regel die Genesung verhindert, wusste schon Erich Kästner, als er in seiner »Lyrischen Hausapotheke« fragte: »Was soll einer einnehmen, den die trostlose Einsamkeit des möblierten Zimmers quält? Womit soll ein Lebensüberdrüssiger gurgeln? Was nützen dem, dessen Ehe zerbricht, warme Umschläge? – Die Einsamkeit, die Enttäuschung und das übliche Herzeleid zu mindern, bedarf es anderer Medikamente.« Als Lösung bot er Eigeninitiative im seelischen Bereich an: Humor, Zorn, Gleichgültigkeit, Ironie, Kontemplation und Übertreibung.

Schmerzen entstehen mehr als alle anderen Beschwerden durch Lieblosigkeit

Schmerzen entstehen mehr als alle anderen Beschwerden durch Lieblosigkeit. Ist es da so ungewöhnlich, Liebe als direktes Gegenmittel einzusetzen? Nach einem alten Sprichwort heißt es: »Liebe heilt alle Wunden«. Offenbar ist das auch so in der Praxis. Vor einer Weile drückte das eine Schmerzpatientin, die einen radikalen Schnitt gemacht und ein neues Leben mit einem neuen Mann begonnen hatte, so aus: »In letzter Zeit spüre ich, wie sich immer wieder eine neue Schicht über die Schmerzen legt und sie davon immer schwächer werden.«

Mit Liebe wird sehr oft ein Gottesgeschenk gemeint. Auch Erich Kästner verzichtet darauf, sie in seiner Aufzählung von seelischen Hilfsmitteln anzuführen. Liebe wird einem unverhofft gegeben und lässt sich weder aktiv herbeiführen noch wirklich bewusst nutzen. Sehr oft aber könnte man schon, wenn man wollte, der Liebe ihr ganz spezielles Recht einräumen. Man könnte auf Ansprüche verzichten, auf negative Urteile und durch Nachgiebigkeit und Interesse Liebe wecken.

Der Liebe ihr ganz spezielles Recht einräumen

Eine 63-jährige Patientin stellte sich in meiner Praxis zur Abklärung von Herzbeschwerden vor. Sie verspürte belastungsabhängiges Stechen im linken Brustkorb und fürchtete einen Herzinfarkt. Nach einer kardiologischen Abklärung, die unauffällig verlief, kamen wir im Gespräch darauf, dass die Schmerzen wahrscheinlich durch Blockierungen im Brustwirbelsäulenbereich entstanden. Außerdem hatte sie nachts Herzrhythmusstörungen, in Verbindung mit Säurerückfluss aus dem Magen. »Was haben Sie denn für einen Eindruck«, fragte ich sie, »was macht Sie denn wirklich krank?«
»Wenn ich ehrlich sein soll«, gab sie zur Antwort, »dann belastet mich eigentlich nur, dass mein Freund, der in einer anderen Stadt wohnt, mich nicht mehr besuchen kommt.«
Es stellte sich heraus, dass sie seit fast 20 Jahren eine Beziehung mit einem verheirateten Mann gehabt hatte. Sie hatte nach schlechten Erfahrungen mit anderen Männern die eher lose Beziehung gewünscht und erst jetzt, als ihr Freund durch Krankheit ganz zu seiner Frau zurückgekehrt war, gemerkt, dass sie ihn liebte und ihn gerne selbst pflegen würde. Zeitlich ließ sich ein klarer Zusammenhang zwischen dem Konflikt, mit ihrem Freund zusammenleben zu wollen und der Furcht vor der Auseinandersetzung mit der nichts ahnenden Ehefrau, und ihren Herzbeschwerden herstellen. Organisch fand sich dafür noch keine Veränderung, eher im Sprachlichen konnte man den Zusammenhang erkennen. Es drohte ihr das Herz darüber zu zerbrechen. Im

»Liebesschmerzen«

Englischen gibt es noch den treffenden Ausdruck: »to pull your heartstrings«; die Liebe, die sich nicht erfüllen konnte, das Hin-und-Her-gezogen-Werden zwischen dem Wunsch nach Erfüllung und dem Wunsch, diese Verbindung abreißen zu lassen, fand im Bindegewebe im Bereich des Herzens statt.

Schmerz über Generationen hinweg

Einer 45-jährigen Frau mit Migräne, deren Krankheit einen so guten Heilungsverlauf nahm, dass ich völlig verblüfft war, stellte ich die Frage, seit wann sie ihre Migräne denn schon habe. Sie bekam sie mit 16 Jahren, kurz nach der ersten Menstruation, ebenso wie ihre Mutter. Auch ihre Großmutter hatte an Migräne gelitten, diese aber erst mit Mitte dreißig entwickelt, als ihr geliebter Mann im Krieg vermisst worden war. Auch für die Mutter der Patientin war die Abwesenheit des Vaters und die Angst um ihn ein schweres Trauma. Als die Nachricht von seinem Tod offiziell wurde, entwickelte sie ihre Migräne, die sie nicht mehr loswurde. Als meine Patientin nun eine neue Liebe mit einem Mann erlebte, der dem verstorbenen Großvater ähnelte, bildete sich ihre Migräne, an der sie seit vielen Jahren gelitten hatte, schlagartig zurück. Diese Kopfschmerzen hatten offenbar die Aufgabe, den Schmerz über einen Verlust über Generationen darzustellen und konnten erst dann aufgelöst werden, als der Basiskonflikt gelöst war: Der »vermisste Mann« kehrte zwei Generationen später in Form eines anderen Mannes zurück.

Angst um Liebesverlust: Fallbeispiel Arthrose

Es lohnt sich also, wenn man einem Schmerz auf den Grund gehen will, danach zu fragen, ob dieser schon vorhergehende Generationen gequält hat. Ist er neu, dann hat der Zeitpunkt, wann er das erste Mal auftritt, große Bedeutung. Eine 69-jährige Frau mit Kniegelenksarthrose war fast auf den ersten Blick an als ein Calcium-Typ erkennbar. Eine liebe, fürsorgliche Großmutter, die fast ihr ganzes Leben in Sorge um ihre Familie als Hausfrau zugebracht hatte und diese Rolle mit Hingabe auslebte. Ich fragte sie, seit wann sie ihre Kniebeschwerden habe, ihre Antwort: »Seit zwei Jahren.«

»Was war denn damals in Ihrem Leben los, was hat Sie denn damals so sehr belastet?«

Nach einer Weile des Nachdenkens kamen wir darauf, dass drei Jahre zuvor die Demenz, die Verwirrtheit ihrer Mutter begonnen hatte, die mittlerweile gerade noch sie, ihre Tochter, aber schon nicht mehr ihre Enkel erkannte. Dadurch geriet für die Patientin das gesamte Familiengefüge in Gefahr. Sie hatte ihre Anstrengungen gerade auch um die Liebe der Mutter willen unternommen, und so drohte ihr die Demenz der Mutter und die Befürchtung, selbst einmal nicht mehr von ihr erkannt zu werden, den Boden unter den Füßen weg zu ziehen. Dieser Schmerz manifestierte sich im Kniegelenk, dem zu diesem Konflikt passenden Organ, wodurch sie mit der Gabe von Calcium fluoratum gut bedient war. Die Wirkung dieses homöopathischen Arzneimittels konnte aber nur eintreten, weil sie erkannte und akzeptierte, dass sie die Liebe und Anerkennung der Mutter, die sie bislang so gesund erhalten hatte, gegen die Liebe und Bewunderung der Enkelgeneration austauschen musste.

Es lohnt sich für jeden Schmerzpatienten, darüber nachzudenken, durch die Liebe zu welchem Menschen und durch wessen Liebe er emotional aufrecht gehalten wird. Sehr oft fehlt diese Bezugsperson, und das macht uns krank und verursacht Schmerzen.

Knieschmerzen durch Angst vor Liebesverlust

Weitere Heilmethoden

Wer mit dem bereits Gesagten nicht ausreichend versorgt ist, könnte bei den folgenden Heilmethoden Linderung finden. Ich habe hier nur eingeschränkte Erfahrung, berichte aber gern von Erzählungen von Patienten, die damit gute Erfahrungen gemacht haben.

Der indische Weihrauch

Dazu gehört einmal der *indische Weihrauch*, Boswellia serrata. Der Weihrauch, der in unseren Kirchen bei Hochfesten Wohlgeruch verbreitet, war im Altertum eines der wichtigsten Heilmittel, vor allem auch gegen den Schmerz. Schon in Babylonien wird Weihrauch bereits 2500 v. Chr. als Arzneimittel erwähnt, von den Griechen und Römern wurde es für die verschiedensten Zwecke eingesetzt. In der Ayurveda-Medizin wird er heute noch häufig aufgrund seiner entzündungshemmenden Wirkung eingesetzt. Das Präparat Olibanum® ist in der Apotheke rezeptfrei beziehbar. Man nimmt eine Dosis von 400 mg 1–3 x täglich zu sich. Während eines Vortrags in einer Rheumagruppe berichteten mehrere Zuhörer, mit Weihrauch eine deutliche Beschwerdelinderung erreicht zu haben. Allerdings war darunter niemand, der ganz auf andere Schmerzmittel verzichtet hatte.

In einer ähnlich alten Tradition steht das *Bienengift* und seine Verwendung bei rheumatischen Leiden. Es wurde schon im alten Ägypten von Indern, Babyloniern und Slawen verwendet. In Osteuropa setzt man Bie-

Weitere Heilmethoden

nenstiche gezielt in schmerzende Körperregionen ein. Man steigert sich von 2–3 Bienenstichen bis zu 20 Stichen täglich. Weniger schmerzhaft und sicherer sind Bienengiftsalben wie Apisartron® oder Forapin®. Ich war einige Jahre in einer Kinderklinik tätig, wo einige Kinder mit Zerebralparalyse bei einem Arzt in Russland gewesen waren, der die Bienengifttherapie täglich durchführte und diese Kinder dadurch schmerzfrei bekam und in ihrer Entwicklung fördern konnte. Ein Patient in meiner Praxis, der Imker ist, berichtete von einer verminderten Schmerzempfindlichkeit, die er auf die über die Jahre zahlreichen Bienenstiche zurückführte. Das Problem bei dieser Therapie ist meiner Ansicht nach besonders die Allergiegefahr.

Bienengift

Die so genannte *Bachblütentherapie* von Dr. Edward Bach verwendet Blütenessenzen zur Stimulation der Wahrnehmungskräfte. Man kann an den bezeichneten Blüten riechen oder zwei Tropfen einer Blütenessenz in ein Glas Wasser verrühren und austrinken. Patienten bestätigen immer wieder die wohltuende Wirkung dieser natürlichen, sanften Behandlungsmethode, die über die Linderung negativer Gefühle und Stimmungen auch in der Schmerztherapie eine hohe Bedeutung hat, obwohl keiner der Blüten eine direkte schmerzstillende Wirkung zugeschrieben wird. Es handelt sich also um eine Form der Psychotherapie. Wie die Wirkung eintritt, ist bis jetzt noch nicht schlüssig erklärt worden. Erfahrungsgemäß ist Bachblütentherapie bei fortgeschrittenen Organveränderungen wirkungslos.

Bachblütentherapie

Man sollte die *ausleitenden Verfahren* nicht ganz unerwähnt lassen. Am hilfreichsten scheint davon das *Schröpfen* zu sein. Dabei wird ein Glas auf die Haut aufgesetzt und ein Vakuum erzeugt, wodurch sich die Haut vorwölbt und rot färbt. Durch Einritzen mit einem

Ausleitende Verfahren

Die Schmerzmittel-Lüge

Messer kann man dabei Blut hervorlocken, das von der Menge her sogar das Glas füllen kann. Aber auch unblutiges Schröpfen, bei dem höchstens blaue Flecken entstehen, kann gegen Schmerzen helfen. Entstanden in einer Zeit, in der man an vergiftete Körpersäfte glaubte, handelt es sich bei den ausleitenden Verfahren um Hilfsmaßnahmen, um Sekrete an die Körperoberfläche zu bringen, wo sie dann ausgeschieden werden können.

Schröpfen

Schröpfen kann man mit zweierlei Zielsetzung. Entweder man behandelt das Segment oder die Reflexzone, in dem oder in der sich die Störung befindet. Dabei behandelt man nicht den Ursprungsort des Schmerzes, sondern jene Stellen, in die Schmerzen ausstrahlen können. Wie wir vom Herzinfarkt wissen, strahlen Herzschmerzen oft in die linke Seite des Brustkorbs, in den Kieferwinkel, den linken Arm aus. Dieses Ausbreitungsgebiet zu behandeln heißt dann, schmerzstillend im Bereich des Herzens wirksam zu werden. Erkrankungen der Bauchspeicheldrüse und Galle können dann Schmerzen in der rechten Schulter oder im Rücken bewirken. In jedem Fall wird man dann dort, wohin der Schmerz ausstrahlt, die Schröpfköpfe ansetzen. Man kann Schröpfen aber auch mit der Absicht einsetzen, den Körper generell umzustimmen. Der Bluterguss, der beim Schröpfen unter der Haut entsteht, ist ein Heilreiz für den Körper.

Die schmerzlindernde Wirkung ist eindrucksvoll

Ich habe früher das unblutige Schröpfen ganz gern betrieben, vor allem bei hitzigen Menschen, die überreizt sind. Die schmerzlindernde Wirkung ist eindrucksvoll. Andererseits ist das Verfahren aufwendig und erzeugt hässliche Spuren, die an Knutschflecken erinnern und erst nach Tagen wieder verschwinden. Ich denke, es gibt diskretere Therapieverfahren.

Ein weiteres *ausleitendes Verfahren* bei Gelenksarthrosen mit Erguss ist das *Cantharidenpflaster*. Es wird über

Weitere Heilmethoden

schmerzhaften Stellen angebracht, die Blasen bilden und sich über Nacht mit Bindegewebswasser füllen, das dann entweder abpunktiert und wieder eingespritzt oder entsorgt wird. Auch hier kann es manchmal neben Schmerzlinderung zu einem bedeutenden Heilreiz kommen. Die Blasen verheilen aber oft verzögert und können bräunliche Hautflecken zurücklassen, die erst nach Jahren wieder verschwinden.

Die *Reflexzonentherapie* verbindet Massage mit Akupressurtechniken und dient der Schmerzlinderung, ist mitunter aber auch zur Schmerzdiagnostik hilfreich, denn die Reflexzonen sind organbezogen und können bei der Erkrankung bestimmter Organe besonders gereizt sein. Das Massieren der Reflexzonen auf der Fußsohle bedarf eines Partners. Man besorgt sich dazu ein Buch mit den Schautafeln, auf denen die einzelnen Organzonen abgebildet sind, und beginnt zu massieren. Ist ein bestimmtes Areal dauerhaft überreizt, sollte man dieses Organ beim Arzt diagnostisch überprüfen lassen. In meiner Praxis erstaunte mich ein Fall, wo ein Patient von der Massage kam, die seine Schmerzen gut linderten, aber auf eine Störung des Magens hinwies, dessen Schleimhaut sich bei der Magenspiegelung als entzündet erwies. (Allerdings kamen auch schon Patienten in meine Praxis, wo solche »Diagnosen« falsch waren.)

Die Reflexzonentherapie verbindet Massage mit Akupressurtechniken

Die *Feldenkrais-Therapie* versucht, Fehlhaltungen des Körpers, die schmerzauslösend sind, durch bewusstes Bewegen zu korrigieren. Mit der wiederhergestellten Symmetrie der Bewegung erhöht sich die Ordnung im Körper. Eine Auswirkung davon ist Schmerzlinderung. Ich kenne eine Gruppe von Frauen, die diese Übung machen und dadurch weniger Schmerzen hatten.

Die Feldenkrais-Therapie

Bei den *Warm- und Kaltwasseranwendungen* ist man bei Kneipp und Prießnitz gut aufgehoben, deren Therapiekonzepte darüber hinausgehen und auf ein allgemein gesundes Leben abzielen. Auch hier handelt es sich im Wesentlichen um Therapien, die den gesamten Körper »umstimmen« sollen und um das Erreichen eines inneren Gleichgewichtes. Ich lebe in einem bayerischen Ort mit Kneipp-Tradition und habe noch keinen Kneippianer unter meinen Schmerzpatienten gefunden, kenne aber einige gesunde Kneippianer ohne Schmerzen.

Enzymtherapie

Bei der *Enzymtherapie* werden pflanzliche und tierische Enzyme, die antientzündlich und damit auch schmerzlindernd wirken, eingenommen. Bei rheumatischen Erkrankungen wird eine Kombination von Trypsin, Bromelain und Papain, das Mulsal® N, eingesetzt. Gegen Entzündungen aller Art nimmt man das populäre Wobenzym®, 3 x 3 Dragees für vier Wochen. In schweren Fällen werden bis zu 30 Dragees täglich eingenommen. Diese Therapie kommt als Ergänzung zu anderen schmerzlindernden Methoden zum Einsatz. Ich habe Bromelain-POS®, 3 x 1 Tablette täglich, bei frischen Prellungen und Verstauchungen, bei denen es zu einer starken Schwellung kam, mit großem Gewinn eingesetzt.

Vorgehensweisen in der Eigenbehandlung – häufige Leiden und Therapiemöglichkeiten im Überblick

Die meisten Beraterbücher über das Thema Schmerz sind »Rezeptbücher«

Die meisten Beraterbücher über das Thema Schmerz sind »Rezeptbücher« – eine Sammlung von Rezepten gegen den Schmerz. Die Gefahr dabei ist dann oft, dass Wichtiges übersehen und zu viel herumprobiert wird. Der erste Fehler, den man auf dem Weg in die Selbstständigkeit als Heiler begeht, ist der, die genaue Abklärung der Krankheit zu vernachlässigen. Wenn irgendwo etwas wehtut, fragt man sich oft: Ist es Krebs? Dann läuft man zum Arzt, und wenn der sagt: »Nee, is nur Verschleiß«, gibt man sich damit zufrieden. Zwischen dem Schlimmsten und dem Naturgemäßen liegen aber die meisten Krankheiten.

Kopfschmerzen
Ganzheitliche Therapie muss auch heißen: unter Einbeziehung aller diagnostischen und therapeutischen Möglichkeiten. Wenn Sie zum Beispiel auf einer Seite stechende oder gar pochende Kopfschmerzen haben, wäre es tragisch, mit naturheilkundlichen Methoden eine gute Symptomlinderung erreicht zu haben und dann auf dem Auge der gleichen Seite zu erblinden, da der Schmerz nur Symptom einer so genannten Horton-Riesenzellarteriitis war, einer entzündlichen Verhärtung der Gefäße, die letztendlich zum Gefäßverschluss führt. In so einem Fall wird man auch angesichts der drohenden Gefahren das vielfach verteufelte Cortison einsetzen, da der Krankheitsprozess schon so weit fortgeschritten ist, dass Sie mit sanfter Medizin, die nicht so schnell wirkt, viel zu spät kommen. Da heißt es, ideologische Scheuklappen ablegen, in den sauren Apfel beißen und zumindest einige Wochen Cortison nehmen, bis der akute Prozess eingedämmt ist.
Genauso fatal aber wäre es, dann beim Cortison zu bleiben. Schließlich ist das Faktum, dass man eine Gefäßentzündung entwickelt, wieder nur Ausdruck einer größeren Störung, die sich zu überprüfen und therapieren lohnt.
Genauso tragisch wie oben beschriebener Fall wäre es, wenn Sie die Kopfschmerzen Ihres Kindes mit Kügel-

> *Ganzheitliche Therapie muss auch heißen: unter Einbeziehung aller diagnostischen und therapeutischen Möglichkeiten*

chen behandeln und sich nachher herausstellt, dass es an einer Hirnhautentzündung gelitten hat, bei der mitunter jede Stunde ohne Antibiotikum einen Unterschied macht. In so einem Fall wird in der Regel der konstante, intensive Kopfschmerz, der durch Lärm, Licht und Bewegung verstärkt wird, die starke Müdigkeit, das Fieber, Erbrechen und ein steifer Nacken den Weg in die richtige Richtung weisen. Die Grundregel bei der Therapie von Kopfschmerzen ist ja schließlich, dass jeder zum ersten Mal aufgetretene Kopfschmerz zuerst gründlich untersucht werden muss. Es könnte sich dahinter ja auch einmal eine spontane Einblutung in die Schädelhöhle oder gar ein Tumor verbergen.

In diesem Bereich findet man sehr oft Fehleinschätzungen, sowohl von Patienten als auch von Ärzten. Wir haben uns so sehr daran gewöhnt, dass Kopfschmerzen psychischen Ursprungs sind oder zumindest aus Spannungen im Bereich der Lebenssituation entstehen, dass wir sehr oft gar nicht einmal mehr genau hinsehen und überprüfen, ob sie nicht doch Symptom eines ganz konkreten Problems sein könnten. Das Schwierige daran: Üble Ursachen eines Kopfschmerzes sind doch relativ selten und man möchte ja nicht gleich hysterisch reagieren. Andererseits ist es immer wieder einmal notwendig, einen Hausarzt, der das Ganze als einfachen Schulkopfschmerz abtut, zur Durchführung eines Schädel-CTs zu drängen. In jedem Fall sollte man die einfachen Selbsthilfen nicht vergessen, egal, ob es sich nun um eine funktionelle Störung handelt, bei der der Radiologe dann etwas hämisch behauptet, es sei »nichts« gefunden worden, oder um eine gefährliche Tumorerkrankung.

> *Jeder zum ersten Mal aufgetretene Kopfschmerz muss gründlich untersucht werden*

Vorgehensweisen in der Eigenbehandlung

Spannungskopfschmerz
Ein Spannungskopfschmerz aus Gründen beruflicher oder privater Überreizung sollte nicht mit dem Einwerfen einer Tablette angegangen werden, selbst wenn diese in Notfallsituationen, wenn überhaupt keine Zeit ist, auch ihre Berechtigung hat. Besser ist es, sich selbst so wichtig zu nehmen, dass man Zeit für die Behandlung des Schmerzes bereitstellt. Sehr oft entstehen Spannungskopfschmerzen, weil man sich nicht wichtig genug nimmt und alles andere zuerst kommt. Deshalb ist es umso wichtiger, sich nicht mit Chemikalien »zuzumüllen«, sondern sich als an erster Stelle stehend wahrzunehmen und naturheilkundliche Überredungsversuche zu unternehmen, die den Körper streicheln.

Spannungskopfschmerz

Zum Beispiel hilft es schon, in einen dunklen, ruhigen Raum zu gehen und sich entspannt hinzusetzen oder hinzulegen. Auch das Kühlen des Kopfes, indem man sich ein in kaltes Wasser getauchtes Tuch auf die Stirn oder auf den Nacken legt, wirkt manchmal Wunder. Vergessen Sie nicht, besonders schmerzende Stellen auf Stirn oder Schläfen mit Pfefferminzöl einzureiben und genug zu trinken.

Selbsthilfe bei Kopfschmerzen

Anschließend schlägt man dieses Buch auf und liest auf der Seite mit den Schüßlersalzen je nach Symptom nach, welchen Kopfschmerz man nun hat. Dann nimmt man aus der Sammlung der Schüßlersalze, die man zum Beispiel im Badezimmer aufbewahrt, das entsprechende Salz und lässt eine Schmelztablette nach der anderen im 10-Minuten-Abstand im Mund zergehen.

An weiteren homöopathischen Mitteln kommen in der Eigenanwendung folgende Mittel in Frage:
(Dosierung homöopathischer Mittel s. S. 168–169)

Aconit: bei akuten, plötzlichen Schmerzen, rotem Gesicht, Angst, Unruhe
Belladonna: bei pulsierenden Kopfschmerzen, intervallweisem Schmerz, hochrotem Gesicht; Bewegung vergrößert den Schmerz, Rückwärtsbeugen verringert ihn
Gelsemium: bei dumpfem Hinterkopfschmerz, der über Nacken zur Stirn und den Augen zieht, Folge von Aufregung und schlechten Nachrichten; reichlicher Urinabgang verringert den Kopfschmerz
Calcium carbonicum: bei Kopfschmerz mit Wallungen, Drehschwindel, eisiger Kälte im Kopfbereich, heißem Kopf nach Anstrengung, Nachtschweiß
Coffea: bei Nagelkopfschmerz mit Hitzegefühl im Kopf, Schlaflosigkeit, nervöser Herzstörung, Überempfindlichkeit gegen Schmerzen
Glonoinum: bei heftig pulsierendem Kopfschmerz, hochrotem Kopf; Zurückbeugen vergrößert den Schmerz
Nux vomica: bei Kopfschmerzen am Morgen mit Übelkeit, oft nach Alkohol und Nikotin; bei gehetzten Menschen

Bei akutem Schmerz

Wenn es sich um einen akuten Schmerz handelt, massiert man den knorpeligen Außenring des Ohres im Uhrzeigersinn. Hat man dafür keinen Nerv, hilft es oft auch schon, das Ohrläppchen der am meisten befallenen Seite zu massieren. Hat man in der Vergangenheit gut darauf angesprochen, setzt man die Akupressur an anderer Stelle fort. Zum Beispiel beugt man sich im Sitzen vor und massiert den Punkt Magen 36. Er liegt drei Fingerbreit unterhalb der Kniescheibe und einen Fingerbreit auf der Außenseite des Unterschenkels im Muskelbereich. Oder man drückt Dickdarm 4, den Muskelwulst zwischen Daumen und Zeigefinger mittig, einmal auf der linken, einmal auf der rechten Hand.

Um sich weiter zu entspannen, kann man sich auf den Boden oder auf das Bett legen und die progressive Muskelrelaxation beginnen. Durch das gleichmäßige Anspannen und Entspannen der Muskeln wird man schließlich ruhig – und nicht selten völlig beschwerdefrei.

> **Progressive Muskelrelaxation nach Jacobson**
>
> Diese Entspannungsmethode eignet sich ganz besonders für Schmerzpatienten, denen oft die innerliche Ruhe fehlt und bei denen unwillkürliche Muskelanspannungen Schmerzen auslösen oder verstärken. Sie wurde vom amerikanischen Arzt Edmund Jacobson erfunden und ist ein gezieltes Anspannen und Entspannen einzelner Muskelgruppen. Man nimmt sich dazu eine halbe Stunde abends Zeit. Man legt sich auf einer bequemen Unterlage auf den Rücken. Man ballt die rechte Faust und spannt den ganzen rechten Arm an. Nach fünf Sekunden lässt man los und liegt zehn Sekunden entspannt da. Dann ballt man die linke Faust, spannt den linken Arm an über fünf Sekunden, lässt dann los und wartet zehn Sekunden. So geht man Stück für Stück die einzelnen Muskelgruppen durch: die Gesichtsmuskeln, die Schultermuskeln, die Bauchmuskeln, die Gesäßmuskeln, die Beinmuskeln. Danach liegt man einige Minuten da und genießt das Gefühl des Entspanntseins.

Diese Entspannungsmethode eignet sich ganz besonders für Schmerzpatienten

Migräne
Die Migräne ist eine ernstzunehmende Kopfschmerzart, die den ganzen Körper beeinträchtigt und bei der oft eine Stoffwechselkomponente mitspielt. Konser-

vierungsstoffe können Migräne auslösen, darunter vor allem das Glutamat, das in chinesischen Gerichten sehr häufig vorkommt, wie auch das Tyramin, das Sie in marinierten Heringen, Roquefort oder Weißwein finden. Achten Sie immer auf mögliche Migräneauslöser, es könnten Chemikalien sein, die Sie nicht vertragen.

Bei manche Migränetypen werden die Symptome durch kühle Umschläge auf der Stirn noch verstärkt. Wenn Sie zu diesen Menschen gehören, sollten Sie nicht stur die Therapie fortsetzen, sondern es einmal mit warmen Kompressen probieren.

Selbsthilfe bei Migräne

Sie können auch ausprobieren, den unteren äußeren Rand beider Ohrläppchen 5–10 Minuten lang zu pressen. Neben dem Akupressuraspekt wird dadurch auch ein scharfer Gefäßreiz ausgelöst, der gerade bei Migräne Anfälle stoppen kann. Massieren Sie auch den Punkt Leber 3 am Fußrücken, 2 cm oberhalb der Gelenkverbindung zwischen dem großen Zeh und der zweiten Zehe.

Noch ein Tipp: Wenn Sie schon länger unter einer periodisch wiederkehrenden Migräne leiden, dann kaufen Sie sich in der Apotheke Schafgarben- und Schlüsselblumentee. Beides hat schon vielen mit ähnlichen Problemen geholfen. Gegen die bei Migräne meist auftretende Übelkeit hilft oft Pfefferminztee.

Da es sich bei der Migräne um eine Krankheit handelt, die selten spontan ausheilt und leider häufig, vor allem in ungünstigen Momenten wiederkommt, sollten Sie eine dauerhafte Behandlung beginnen – mit dem Ziel, die Migräne ganz auszuheilen. Sehr erfolgreich ist hier mitunter eine homöopathische Konstitutionstherapie. Vergessen Sie auch nicht, dass sich hinter dem Wort Migräne oft der Spannungskopfschmerz verbirgt, den Sie sehr gut mit den im Kapitel »Chirotherapie« und »Dorntherapie« erwähnten Griffen lösen können.

Vorgehensweisen in der Eigenbehandlung

In der Eigenanwendung kommen folgende homöopathische Mittel in Frage:
Cyclamen: bei hormonell abhängiger Migräne, Übelkeit, Schwindel, Schwäche, Sehstörungen (Augenflimmern), morgendlichem Kopfschmerz; Übelkeit steigert sich bis zum Erbrechen
Iris: bei Kopfschmerz (oft rechtsseitig, Stirn, Schläfen betreffend) mit Sodbrennen, Übelkeit, Erbrechen, Durchfall; Sehstörung; Anfall oft nach geistiger Anstrengung, dann in der Entspannungsphase (so genannte »Wochenendmigräne«)
Cimicifuga: bei Migräne, ausgelöst durch muskuläre Verspannung mit Nackenbeschwerden, Schmerz oft linksseitig, schlechter durch kalte Luft, Neigung zu depressiver Verstimmung
Sanguinaria: bei oft rechtsseitigem Schmerz, der morgens beginnend, mittags schlechter, abends besser wird, bei Schwindel, Übelkeit, Hitzewallungen, brennendem Gefühl im Gesicht, Ohrensausen

Homöopathische Mittel bei Migräne

Rückenschmerzen

Bei Rückenschmerzen, bei denen man außer »Verschleiß« keine besondere Ursache gefunden hat, ist die progressive Muskelrelaxation (s. Literaturverzeichnis) eine der ersten Methoden, die Sie versuchen sollten. Schließlich entstehen Rückenschmerzen sehr oft durch unwillkürliche Verkrampfungen der Haltemuskulatur.
Neben Teufelskrallenpräparaten stehen Ihnen aus heimischen Wäldern Wacholder- und Brennnesseltees zur Verfügung. Allerdings müssen Sie daran denken, dass Sie mitunter einige Wochen lang diese Tees mehrmals täglich trinken müssen, um eine gute Wirkung zu erzielen. Neben Pfefferminzöl eignen sich übrigens auch

Selbsthilfe bei Rückenschmerzen

Die Schmerzmittel-Lüge

noch andere ätherische Öle, zum Beispiel Rosmarin, Ingwer, Lavendel oder Eukalyptus zur Behandlung. Wenn Sie niemanden haben, der Sie damit einreiben und massieren kann, tropfen Sie diese ätherischen Öle in ein warmes Bad und entspannen Sie sich.

Suchen Sie sich nach den Angaben in diesem Buch (s. S. 160–161) ein Schüßlersalz heraus, lassen Sie eine Tablette alle 10 Minuten im Mund zergehen und überprüfen Sie, ob es bei Ihnen wirkt.

Homöopathisch können Sie je nach Beschwerdetyp Folgendes probieren:

Homöopathische Mittel bei Rückenschmerzen

Rhus toxicodendron: bei reißenden Schmerzen, Versteifung der Glieder beim Aufstehen; Beschwerden verschlimmern sich bei Ruhe, erzeugen innere Unruhe und Bewegungsdrang; Wärme schafft Linderung.

Solanum dulcamara: bei Verschlimmerung der Beschwerden beim Wechsel von warmer zu kalter Witterung und bei nasskaltem Wetter; Besserung bei Bewegung

Bryonia dioica: bei Beschwerden bei jeder Bewegung, Verschlimmerung bei kalter Witterung, Besserung durch Wärme; bei häufigem Durstgefühl, Ruhebedürfnis

Rhododendron chrysanthum: bei Verschlimmerung der Beschwerden durch nasse und kalte Luft, bei Sturm; bei Linderung durch Bewegung

Arnica montana: bei durch Nässe und Kälte ausgelöste Beschwerden, Verschlimmerung bei jeder Bewegung; der unter Migräne Leidende fühlt sich wie zerschlagen

Nux vomica: bei reizbaren Menschen; ausgelöst durch geringe Verkühlung, bei leichtem Verheben. Brennende Schmerzen, die in der zweiten Nachthälfte zunehmen. Umdrehen im Bett nur bei gleichzeitigem Auf-

Vorgehensweisen in der Eigenbehandlung

richten erträglich. Verschlechterung der Schmerzen durch Bewegung, Erleichterung durch Wärme.

Denken Sie auch daran, dass mit zunehmendem Alter die »Stoßdämpfer« der Wirbelsäule, die Bandscheiben, zunehmend verflachen und eintrocknen. Sie können das etwas durch stoßdämpfende Einlagesohlen oder Asphaltjoggingschuhe ausgleichen. Denken Sie auch an den Beinlängenausgleich nach Dorn (s. S. 183), um die Wirbelsäule nicht unnötig durch ungleiche Belastung zu quälen. Gerade bei chronischen Rückenschmerzen sollte man auch daran denken, dass innere Organe die Ursache sein können. Eine Ultraschalluntersuchung beim Hausarzt kann hier Tumore ausschließen. Denken Sie auch an eine Schlafplatzanalyse durch einen zertifizierten Geopathologen und probieren Sie aus, ob Ihnen seine Maßnahmen – das Unterlegen von Korkmatten, das Verstellen von Spiegeln, das Entfernen von Metall und Elektrogeräten aus dem Schlafzimmer – mittelfristig gegen Ihre Rückenschmerzen helfen.

Bei chronischen Rückenschmerzen innere Organe als Ursache ausschließen

Hüft- und Kniegelenkschmerzen bei Arthrose

Bei Hüft- und Kniegelenksschmerzen durch Arthrosen, also Gelenksveränderungen mit Knorpelschäden und knöcherner Randzackenbildung, würde ich als Erstes daran denken, mehr pflanzliche Nahrungsmittel und weniger tierische Fette, darunter natürlich auch Milch und Milchprodukte, zu mir zu nehmen. Vor allem dunkeläugige Menschen scheinen zu dieser Form der Stoffwechselüberlastung zu neigen. Hüftarthrosen führen bald zu einer Verkümmerung der Gesäßmuskeln aufgrund der Schonhaltung. Wenn Sie da wieder Schwung hineinkriegen wollen, müssen Sie diese Muskeln gezielt trainieren. Das geschieht am besten durch Gehen.

Mehr pflanzliche Nahrungsmittel, weniger tierische Fette

Verwenden Sie ruhig einen Stock, um die Gewichtsbelastung auf die Hüfte zu verringern. Es ist besser, Sie sind wieder aktiver, als dass Sie aus Scham darüber, dass Sie jemand mit Stock auf der Straße sieht, überhaupt nicht mehr spazieren gehen. Achten Sie auf weiches Schuhwerk, das gut abgefedert ist, und überprüfen Sie, ob ein Beinlängenausgleich nach Dorn (s. S. 183) nötig ist.

Homöopathisch können Sie Folgendes probieren:

Homöopathische Mittel bei Hüft- und Kniegelenkschmerzen

Arnica: bei Arthrose als Folge eines Schlages oder einer Prellung. Bewegung verschlechtert die Beschwerden. Gelenk geschwollen, Empfindung, als ob es verstaucht oder verrenkt wäre.

Belladonna: Plötzliche Gelenkschwellung, Gelenk rot und glänzend; Füße eiskalt.

Apis: bei rotem, stark schmerzhaftem Gelenk mit Spannungsgefühl und Brennen; Haut glänzend, berührungsempfindlich; Kälte lindert den Schmerz

Rhus toxicodendron: bei Schmerzen nach Zerrung und Verstauchung; Erleichterung durch Bewegung, Verschlimmerung in Ruhe; heiße Bäder lindern den Schmerz.

Bryonia: bei stechenden, durch Kälte ausgelösten Schmerzen. Gelenk heiß, rot und geschwollen, fester Verband lindert Beschwerden; Verschlechterung durch Bewegung und Wärme

Colchicum: bei brennendem, heißem, rotem großen Zeh; Beschwerden oft abends auftretend. Bei Gicht

Bauchschmerzen

Bei Bauchschmerzen steht die Abklärung durch den Hausarzt beziehungsweise Internisten im Vordergrund. Grob gesprochen geht es darum, zwischen der sehr häufigen Magenschleimhautentzündung bei Oberbauchschmerz und der sehr seltenen Magen-Darm-Entzündung und anderen Erkrankungen zu unterscheiden.

Die Magenschleimhautentzündung
Bei einer Magenschleimhautentzündung lenken schon das plötzliche Auftreten des Schmerzes mit Aufstoßen, Sodbrennen und Völlegefühl die Gedanken in die richtige Richtung. Als Selbsthilfe lassen Sie erst einmal stark gewürzte Nahrungsmittel und den Kaffee weg und legen sich eine Wärmflasche auf den Bauch. Dann probieren Sie, welche der folgenden Tees Ihnen die beste Linderung bringt: Melisse, Kamillentee, Mädesüßtee, Eibischwurzel. Wenn Sie all das einige Tage durchführen, hat sich die Magenschleimhautentzündung in der Regel gegeben. Befinden Sie sich allerdings schon in einem chronischen Stadium, in dem diese Erkrankung schon wiederholt über Jahre hinweg aufgetreten ist, wird man an einen Behandlungszyklus, z. B. mit Ohrakupunktur oder einer homöopathischen Konstitutionsbehandlung denken.

Selbsthilfe bei Magenschleimhautentzündung

Die Magen-Darm-Entzündung
Eine Magen-Darm-Entzündung drückt sich durch Durchfall mit Schleim und Blut, Schmerzen in der linken Bauchhälfte und Erbrechen aus. Es geht Ihnen so miserabel, dass Sie in der Regel ohnehin zum Arzt gehen. Der schreibt oft ein Antibiotikum auf, weil er eine Darminfektion vermutet. Meist aber heilen auch bakterielle Entzündungen, vor allem die in Gaststätten aufgeschnappte Salmonellose, bei einiger Geduld von selbst wieder aus. Es heißt sogar, dass man durch ein Antibiotikum diesen Heilungsverlauf verhindert und Dauerausscheider dieses Bakteriums züchten kann.

Selbsthilfe bei Magen-Darm-Entzündung

In jedem Fall würde die Selbsthilfe erst einmal so aussehen: Sie legen sich hin, essen nichts Festes mehr, bereiten sich gesalzene Gemüsebrühe zu und nehmen am Tag mindestens zwei Liter Wasser zu sich. Wenn Sie das zwei Tage lang gemacht haben, bauen Sie Ihre Nahrung mit Reisschleim, Möhrensuppe und gekochten Kartoffeln langsam wieder auf. Als Tee trinken Sie Kamille, deren antientzündliche Wirkung auf die Darmschleimhaut seit Jahrhunderten bekannt ist.

Zur Schmerztherapie bei Magen-Darm-Entzündungen (da kann man übrigens auch die Colitis ulcerosa und den Morbus Crohn mit einschließen) eignen sich homöopathische Einzelmittel, je nach Art der Beschwerden.

Homöopathische Mittel bei Magen-Darm-Entzündung

Homöopathisch können Sie Folgendes probieren:
Colocynthis: bei krampfartigen Schmerzen, gebessert durch Wärme und Zusammenkauern; bei Durchfall nach dem Essen
Cuprum metallicum: bei unregelmäßigen, krampfartigen, heftigen Schmerzen, Übelkeit und Erbrechen, die durch kaltes Wasser gelindert werden
Gelsemium: bei Durchfall im Rahmen einer Grippe mit Fieber, Müdigkeit und Gliederschmerzen
Magnesium phosphoricum: bei krampfartigen Schmerzen mit plötzlichem Beginn und Ende, die sich durch Zusammenkauern, bei Wärme und starkem Druck bessern; bei Durchfall und starken Blähungen
Nux vomica: bei sehr häufigem Durchfall, begleitet von Gliederschmerzen, die sich nachts verstärken

Bei Weichteilrheumatismus bzw. Fibromyalgie:
Der Weichteilrheumatismus macht in letzter Zeit häufig unter dem Ausdruck Fibromyalgie Furore. Es handelt

Vorgehensweisen in der Eigenbehandlung

sich dabei um eine Schmerzerkrankung mit zahlreichen schmerzhaften Körperstellen, auf die sich die Diagnostiker der Schulmedizin keinen Reim machen können. Die Schmerzen sind einfach da, ohne entzündliche oder anderweitige Ursache. Es ist schon etwas komisch, wie man dann gerne definiert, wo welche und wie viele Punkte schmerzhaft sein müssen, damit es sich »wirklich« um eine Fibromyalgie handelt. Man weiß zwar nicht, was es ist, aber man möchte zumindest festlegen dürfen, wo es sein muss, um ihm eine Daseinsberechtigung zusprechen zu können.

Fibromyalgie – die Krankheit wird »gebraucht«

Bei der Fibromyalgie habe ich selbst in der Behandlungspraxis keine besonderen Erfolge. Meine Erklärung dafür ist, dass die Krankheit »gebraucht« wird. Das klingt etwas brutal, als wolle man sagen: Selber schuld! Und tatsächlich ist so etwas wie »Schuld« dabei. Es sind in der überwiegenden Mehrzahl Frauen, die mehr leisten, als sie können und wirklich wollen. Ich habe noch keine Fibromyalgie-Patientin getroffen, die faul oder gleichgültig war. Ganz im Gegenteil, sie hält den Laden zusammen, verausgabt sich über Gebühr und irgendwann einmal ist sie ein Schmerzensmeer. Dafür fehlen freudige Anlässe: Urlaub, Spaß mit Freunden, Sexualität. Schon im Horrorschocker »The Shining« tippte Jack Nicholson nur einen Satz tausende Male in die Maschine: »All work and no play make Jack a dull boy« – und aus einer Frau macht es eine Fibromyalgiepatientin. Sie glaubt, dass sie es nicht ändern kann, dass ihre Umgebung es nicht zulässt. Es gibt zu viel, was noch erledigt werden muss, und wenn sie es nicht tut, wer tut es dann? Gerade diese Einstellung veranlasst mich, zu sagen: »Wach auf, Mädchen«. Jeder hat es in sich, aus dieser Kombination von Bemutterungszwang und Opferrolle auszubrechen, die Dinge einfach schleifen zu lassen. Schauen Sie die Männer an, die können das: aussitzen, wurstig sein, nicht zuhören, vernachlässigen. Wenn Sie das auch tun, bricht etwas zusammen, das ist klar. Davon gehen aber auch Ihre Schmerzen weg. Wollen Sie wirklich sich selbst, Ihr Leben und Ihre Gesundheit opfern? Überlegen Sie einmal: Wenn Sie die Fibromyalgie in die Knie zwingt, können Sie sowieso nichts mehr leisten.

Empfehlungen zur Behandlung der Fibromyalgie

Die Empfehlungen zur Behandlung der Fibromyalgie beinhalten auch eine konsequente Ernährungsumstellung und Darmsanierung, wobei Vollwertkost übrigens eher nachteilige Auswirkungen hat. Außerdem empfiehlt man physikalische Therapie: Kneippanwendungen, Krankengymnastik, sanfte Massage mit Ölen, am besten abends durch den Partner. (Letzteres klingt schon ziemlich unrealistisch, meinen Sie nicht? Wenn es so einen Partner gäbe, hätten Sie auch keine Fibromyalgie.)

Vor dem »Einrenken« sollten Sie sich eher hüten. Meistens haben Sie nachher stärkere Schmerzen als zuvor. Bei den Entspannungsverfahren haben Sie für autogenes Training nicht den Nerv. Sie können sich nicht konzentrieren, sind dazu zu überdreht. Deshalb hilft am besten die Progressive Muskelrelaxation nach Jacobson (s. S. 233). Denken Sie beizeiten auch an eine Schlafplatzkontrolle (s. S. 237). Diese wird am besten von lizenzierten Geopathologen vorgenommen.

Pflanzliche Mittel

Bei den pflanzlichen Mitteln kann man Folgendes einsetzen:
- Weidenrinde (z. B. Assalix bis 2 x 2 Dragees täglich),
- Brennnessel (z. B. Hox alpha 2–3 x 1 Dragee täglich)
- Teufelskralle (z. B. flexiloges 3 x 2 Dragees täglich)
- Minzöl auf Schmerzpunkte auftragen

Mitunter wirkt auch Bienengift (z. B. Apisartronsalbe), auf die Schmerzpunkte aufgetragen.
In der Selbsthilfe eignet sich auch Akupressur, besser aber noch Moxa-Behandlung (s. S. 122) der folgenden Hauptschmerzpunkte:
- Leber 2: auf der Schwimmhaut zwischen großem Zeh und zweiter Zehe
- Gallenblase 30: hinter Hüftkopf am Gesäßmuskel

Dies waren alles Beispiele, wie man naturheilkundliche Schmerzmethoden kombinieren kann. Wenn das nicht ausreicht, sucht man den Therapeuten auf, der durch weiter gehende Behandlungsmethoden, zum Beispiel Neuraltherapie oder Chirotherapie, Erleichterung verschaffen kann. Im Allgemeinen vertrete ich bei meinen Patienten auch die Auffassung, dass jeder für den Notfall die Schmerzmittel griffbereit haben sollte, die ihre Wirkung bei ihm schon einmal bewiesen haben. Dazu gehören im Regelfall auch Schmerzmittel der Schulmedizin.

Beispiele für Kombination naturheilkundlicher Schmerzmethoden

Exkurs: Schmerztherapie speziell bei Kindern

Es ist zur Binsenweisheit geworden, das Homöopathie bei Kindern besonders wirkungsvoll in der Schmerztherapie ist. Ich füge deshalb in Kurzform die Erfahrungen meiner Frau, Dr. Heidrun Rieger, aus ihrer Kinderarztpraxis ein.
Generell gilt: Am besten hilft liebevolle Zuwendung!

Homöopathie bei Kindern in der Schmerztherapie besonders erfolgreich

Kinder mit Ohrenschmerzen
Oft hilfreich:
Zwiebelwickel (hinter das Ohr); Zwiebel hierfür klein schneiden und in einer Pfanne trocken erwärmen. Dann in ein Taschentuch geben und dieses hinter das Ohr auf den Knochvorsprung (Mastoid) legen.
Nasentropfen (Kochsalz); Kochsalznasentropfen gibt es fertig in der Apotheke zu kaufen, sie sind bei Zimmertemperatur anzuwenden. Zwei Tropfen in jedes Nasenloch geben.

Homöopathische Mittel:

Bei Ohrenschmerzen

Aconit: bei plötzlichen, sehr starken Schmerzen, nach kaltem Wind, meist nachts auftretend; eventuell rotes Ohr, Geräuschempfindlichkeit, Gefühl wie Wasser im Ohr; mit Unruhe, Todesangst verbunden, Fieber oft typisch

Belladonna: bei plötzlichen anfallsweisen Schmerzen, oft mit Fieber, hochrotem Gesicht, starkem Schwitzen verbunden, während die Hände und Füße kalt sind, Wärme lindert oft den Schmerz

Apis: Symptome wie bei Belladonna, aber Kälte lindert den Schmerz

Chamomilla: bei akuten Ohrenschmerzen, die sich nachts und durch Wärme verstärken; eher wenig Fieber, eine Wange ist eventuell rot, die andere blass; die Kinder sind unruhig und unleidlich, wollen getragen werden

Ferrum phosphoricum: bei langsam zunehmenden Schmerzen mit oft hohem Fieber, die nachts schlimmer werden, durch Kälte gelindert werden; Gesicht blass; Röte des befallenen Ohres und der Wange

Exkurs: Schmerztherapie speziell bei Kindern

Kinder mit Gelenkschmerzen
Oft hilfreich:
Umschläge mit Quark, feuchten Tüchern, warm oder kalt je nach Bedarf, Beinwellgel

Homöopathische Mittel:
Arnica: bei Schmerzen nach Prellung, Schlag, Quetschung mit Schwellung des Gelenks; Bewegung vergrößert den Schmerz
Belladonna: bei plötzlichen Gelenkschmerzen; Gelenk geschwollen, rot glänzend; oft kalte Füße
Rhus toxicodendron: bei Gelenkschmerzen durch Verrenkung oder Zerrung; Verschlechterung in Ruhe und bei Bewegungsbeginn; Verbesserung bei Bewegungsandauer und warmen Bädern

Bei Gelenkschmerzen

Kinder mit Bauchschmerzen
Oft hilfreich:
Feuchte warme Auflagen (Leibwickel)

Homöopathische Mittel:
Colocynthis: bei Schmerzen, die durch Druck, Krümmen und Wärme nachlassen; gereiztes Kind
Dioscorea: bei Schmerzen, die durch Strecken nach hinten nachlassen
Magnesium phosphoricum: bei Schmerzen, die durch Druck, Krümmen und Wärme nachlassen; Kind erschöpft
Chamomilla: oft bei Zahnungsschmerzen, die durch Herumtragen nachlassen; eine Wange rot, die andere blass; Kind gereizt

Die Schmerzmittel-Lüge

Kinder mit Kopfschmerzen
Oft hilfreich:
Kühle Auflagen auf Stirn
Dunkles Zimmer

Bei Kopf-schmerzen

Homöopathische Mittel:
Belladonna: bei plötzlichem, heftigem, pulsierendem Kopfschmerz, rotem Gesicht; Licht und Geräusche vergrößern den Schmerz
Bryonia: bei drückendem, berstendem Schmerz, als Folge von Überanstrengung und Ärger; Stirn- und Augenbewegung verschlimmert den Schmerz
Gelsemium: bei Schmerz als Folge von Aufregung, den Nacken hochziehend bis zu Stirn und Augen; Kind schläfrig, benommen
Calcium phosphoricum: bei Schulkopfschmerz, Schmerz, der nach geistiger Anstrengung auftritt; bei geistig und körperlich schnell erschöpften Kindern

Schmerzpatient und Heiler – eine Schlussbetrachtung

Das Wort Schmerz kommt aus dem Althochdeutschen »Smerzo« und bedeutet: sich aufreiben. Es ist ein stilles Schaben an Selbstwertgefühl und Lebenswillen, bis wir einmal das Stadium erreicht haben, das der Dichter Novalis Im Jahr 1798 so beschrieb: »Im höchsten Schmerz tritt zuweilen eine Paralysis der Empfindsamkeit ein. Die Seele zersetzt sich. Daher der tödtliche Frost, die freye Denkkraft, der schmetternde unaufhörliche Witz dieser Art von Verzweiflung. Keine Neigung ist mehr vorhanden; der Mensch steht wie eine verderbliche Macht allein. Unverbunden mit der übrigen Welt verzehrt er sich allmählig selbst, und ist seinem Princip nach Misanthrop und Misotheos«, also Menschenfeind und Gottesgegner, jedenfalls aber allein.

In dieser Situation, in der er weder ein noch aus weiß, sucht der Schmerzpatient den Heiler auf. Das kann nun der Arzt sein, der Heilpraktiker oder ein »Freund, der sich mit Schmerzen auskennt«. Aber selbst wenn er auf Jesus Christus persönlich treffen würde, kann ihm nicht immer geholfen werden, wie der folgende Witz zeigt:

Der Heiler kann der Arzt sein, der Heilpraktiker oder ein »Freund, der sich mit Schmerzen auskennt«

Ein Ire, ein Däne und ein Deutscher stehen in der Kneipe.
Die Tür geht auf – der neue Gast ist Jesus.
»Ich heile durch Handauflegen«, verkündet er.
Der Ire sogleich: »Hier, mein Tennisarm.«

Die Schmerzmittel-Lüge

Jesus legt seine Hand auf den Arm – und?
»Super«, sagt der Ire, »der Schmerz ist weg.«
Kommt der Däne zu Jesus: »Mach meinen Nacken wieder ganz.«
Gesagt, getan. Jesus heilt auch den Dänen und dreht sich zum Deutschen um: »Fass mich ja nicht an, ich bin noch sechs Wochen krank geschrieben …«

Der Witz zeigt die Außenperspektive und wird wahrscheinlich nur von Menschen erzählt werden, die nicht unter Schmerzen leiden. Er enthält aber auch ein Körnchen Wahrheit. Wer nur noch darauf wartet, dass ihn jemand berührt, um gesund zu werden, also auf einen kleinen Auslöser, ist der perfekte Patient. Er hat schon Vorarbeit geleistet und der Arztbesuch ist nur noch das letzte Glied in der Kette zur Heilung. Anders steht es mit dem, der sich vom Arzt nur die Bestätigung erwartet, krank zu sein und krank bleiben zu dürfen. Sein Schmerz wird unheilbar sein.

Wer sich vom Arzt nur die Bestätigung erwartet, krank zu sein und krank bleiben zu dürfen, kann nicht geheilt werden

Man erkennt in dem Witz auch, dass Schmerzen sehr häufig sind und dass man mit ihnen leben kann. Schließlich stehen die drei Männer in einer Kneipe und nicht im Vorzimmer einer Arztpraxis. Die Tatsache ist ein Misstrauensvotum. Wenn sie wüssten, dass Jesus eine Praxis hat, wären sie vielleicht dort, die Erfahrung aber sagt ihnen anderes, und so ziehen sie ein kühles Bier am Mittag vor.

Immer noch vorhanden: Grundvertrauen in die Macht von Heilern

Der Witz beweist trotzdem das immer noch vorhandene Grundvertrauen in die Macht von Heilern. Man reicht ihnen auf ihr Heilsversprechen hin willig den Arm und lässt sich helfen. Oder man lehnt ihre Hilfe aus anderen Motiven heraus ab. Wenn der Deutsche in dem Witz nicht Angst hätte, es könnte ihm wirklich geholfen werden, wäre all das nicht witzig.

Schmerzpatient und Heiler – eine Schlussbetrachtung

Dieses Grundvertrauen in die Kunst der Ärzte spiegelt auch der folgende Witz:

Eine Blondine ging ganz besorgt zum Arzt, weil ihr jeder Körperteil wehtat.
Er sah sie besorgt an und sagte: »Zeigen Sie mir, wo.«
Sie zeigte auf ihren Arm und schrie: »Au!«
Sie zeigte auf ihr Bein und schrie: »Au!«
Sie berührte mit dem Finger ihre Nase und schrie: »Au!«
»Sehen Sie«, sagte sie zum Arzt: »Alles tut weh!«
Er aber lachte und meinte: »Das ist nichts Schlimmes. Sie haben einen gebrochenen Zeigefinger.«

Der Witz lebt davon, dass der Arzt allwissend und die Blondine strohdumm ist. Allerdings fragt sich der Beobachter automatisch, ob er denn die Situation richtig einstuft. Selbst wenn die Störung nur im Bereich des Zeigefingers liegen sollte, könnte z. B. auch eine Arthrose, ein rheumatischer Schub oder ein Tumor dahinter stecken. So zeigt der Witz eine große Wahrheit, nämlich dass zu viele Beschwerden in Arztpraxen über einen Kamm geschoren und ohne nähere Diagnostik falsch eingestuft werden, bis es zu spät ist.

Zu viele Beschwerden werden in Arztpraxen über einen Kamm geschoren

Witze liegen nicht immer auf der Höhe der Zeit. Ich frage mich, ob diese Witze heute noch entstehen könnten, denn es scheint heute vielen ganz im Gegenteil so, als ob sie sich von Ärzten keine Hilfe mehr erwarten könnten. Das gilt im besonderen Maß für Schmerzpatienten. Ich kenne genug Fälle, in denen durch die vertrauensvolle Befolgung ärztlichen Rats und durch zahlreiche Eingriffe erst ein langer Leidensweg in die Hoffnungslosigkeit begann, mit sich türmenden Folgeschäden. Zu Recht führt der Weg dann schließlich zu Heilpraktikern, die nicht am Gängelband der Ärztekammern und Fachgesellschaften geführt werden und sich noch Therapiefreiheit gönnen. Aber auch dort ist der Kontakt oft kurz, die Hilfe einseitig und nicht ausreichend fundiert und viele bleiben wieder mit ihren Schmerzen allein.

Für diese Situation wurde dieses Buch geschrieben. Es soll die Einsamkeit lindern und einen breite Auswahl möglicher Heilmethoden für die Eigenanwendung liefern. Dies kann aber nur ein Anfang sein – andere Bücher und Erfahrungen werden folgen. Im Torquato Tasso sagt Goethes Leonore: »Wer sich entschließen kann, besiegt den Schmerz.« Der Satz birgt eine große Wahrheit. Wer einmal damit begonnen hat, sich auf den langen Weg zur Schmerzfreiheit zu begeben, hat schon viel gewonnen. Ich wünsche Ihnen viel Erfolg.

Im Anschluss füge ich noch die Bücher an, in denen die hier kurz beschriebenen Heilmethoden ausführlicher geschildert sind und die sich für die Eigenanwendung eignen.

Anhang

Weiterführende Literatur:

BAILEY, Philip M.: *Psychologische Homöopathie. Persönlichkeitsprofile von großen homöopathischen Mitteln*, Knaur Mens Sana, München 1998

CHANG, David: *Mit Händen heilen. Schmerzfrei, gesund und fit durch Berührung und Fingerdruck*, Südwest, München 1999

EMMRICH, Peter: *Antlitzdiagnostik*, Jungjohann, Neckarsulm 2003

FISCHER, Lorenz: *Neuraltherapie nach Huneke*, Hippokrates, Stuttgart 2002

FLEMMING, Gerda: *Die Methode Dorn. Eine sanfte Wirbel- und Gelenktherapie*, Aurum, Braunschweig 1999

HEEPEN, Günther H.: *Schüßler-Salze – typgerecht*, Gräfe und Unzer, München 2003

HILDEGARD VON BINGEN: *Ursachen und Behandlung der Krankheiten*, Haug, Ulm 1985

HONG CHON TAN, Linda: *Akupunktur & Co. Traditionelle Chinesische Medizin schnell erklärt*, Haug, Stuttgart 2003

KÖHLER, Peter: *Klostergartenmedizin. Das uralte Heilwissen der Mönche und Nonnen wiederentdeckt. Rezepte und Ratschläge für ein gesundes Leben*, Weltbild, Augsburg 2003

KRIEGER, Dolores: *Therapeutic Touch. Die Heilkraft unserer Hände*, Bauer, Freiburg 2000
LAD, Vasant: *Das große Ayurveda-Heilbuch. Die umfassende Einführung in das Ayurveda. Mit praktischen Anleitungen zur Selbstdiagnose, Therapie und Heilung*, Windpferd, Aitrang 2003
RIEGER, Berndt: *Psychologische Schüßler-Salz-Therapie*, Jungjohann. Neckarsulm 2004
ROY, Ravi und Carola: *Selbstheilung durch Homöopathie*, Droemer Knaur, München 2000
SCHULE-UEBBING, Claus: *Hildegard-Medizin für Frauen. Wie Sie altes Wissen für Krankheiten von heute anwenden. So behandeln Sie ganzheitlich Körper und Seele. Über 100 Rezepte und Tipps für alle Beschwerden von A–Z*, Haug, Stuttgart 2002
SOMMER, Sven: *Homöopathie*, Gräfe und Unzer, München 2001
STUMPF, Werner: *Homöopathie. Selbstbehandlung. Zuverlässige Mittelwahl. Hilfe im Notfall*, Gräfe und Unzer, München 2003
UHLEMAYR, Ursula: *Wickel & Co. Bärenstarke Hausmittel für Kinder*, Urs-Verlag, Kempten 2001
VITHOULKAS, Georgos: *Medizin der Zukunft*, Wenderoth, Kassel 2002
WEINMANN, Marlene: *Schmerzfrei durch Fingerdruck. 200 Akupressurpunkte gegen die häufigsten Beschwerden*, Weltbild, Augsburg 2003
WENZEL, Petra: *Hausapotheke. Die häufigsten Beschwerden selbst behandeln. Hausmittel, sanfte Heilmethoden und Homöopathie. Die richtigen Wirkstoffe anwenden. Erste Hilfe bei Notfällen*, Gräfe und Unzer, München 2000

Stichwortverzeichnis

Acetylsalicylsäure 24
Aconit 232, 244
Akupressur 119ff., 232
Akupunktur 42f., 116ff.
Akupunkturpunkte, bewährte 123ff.
Anthroposophie 138
Antidepressiva 29, 80
Apis 238, 244
Apisartron 225
Arachidonsäure 207
Arnica 166ff., 238, 245
Arnika 137
Arnikaauflage 131, 134
Arthrose 62ff., 172, 222f., 237f.
Aspirin 25ff., 32, 102
Assalix 140
Astheniker 75ff.
Athletiker 75ff., 219
Avicenna 88
Ayurveda 142ff.

Bach, Edward 225
Bachblütentherapie 225

Bakerzyste 63
Bandscheibenoperationen 35
Bandscheibenschaden 62
Bauchschmerzen 56ff., 189f., 238ff., 245
Bauchselbstmassage 199ff.
Bayer-Werke 54
Belladonna 232, 238, 244ff.
Bienengift 224, 242
Bienenstiche 225
Biochemie nach Dr. Schüßler 157
Blockierung 40, 46
Bluthochdrucktee 133
Boswellia serrata 224
Brennnessel 136f., 242
Bromelain 228
Bromelain-POS 228
Bryonia 168, 170, 238, 246
Bryonia dioica 236
Busch, Wilhelm 101

Calcium carbonicum 232

Calcium fluoratum 65, 73, 160, 223
Calcium phosphoricum 160, 246
Calcium-Typ 113, 162
Cantharidenpflaster 226
Causae et curae 128
Cayennepfeffer 141
Cesranol-Tropfen 134
Chakara 111
Chakra 187
Chakren-Therapie 186ff.
Chamomilla 171, 244f.
Chirotherapie 25, 44ff., 176ff.
Cimicifuga 235
Clinton, Hillary 104
Coffea 232
Coffein 26f.
Colchicum 238
Colocynthis 171, 240, 245
Cuprum metallicum 240
Cyclamen 235

Dawos-Methode 53
Descartes 40, 102

Dexamethason 48
Dialyse 26f.
Diazepam 28
Diclofenac 23, 48, 167, 170
Dioscorea 245
Dorn, Dieter 180, 237f.
Dorntherapie 180ff.
Doshas 143f.

Eisenoxid 198
Ektoderm 75
Elektrotherapie 81, 192ff.
Enbrel 29
Endorphine 103
Entoderm 75f.
Entzündungshemmer 29, 80
Enzymtherapie 228
Erstverschlimmerung 54

Feldenkrais-Therapie 227
Ferrum phosphoricum 160f., 244
Fibromyalgie 240ff.
Flexi-loges 141
Forapin 225

Galen 128
Galvanisation 196
Gelenkschmerzen 61ff., 112, 125f., 131, 153, 163, 172, 237, 244f.
Gelsemium 232, 240, 246

Gicht 208
Glonoinum 232
Glycerinmazerate 138
Goethe, Johann Wolfgang von 137, 193, 250
Großhirn 84f

Hahnemann, Christian Friedrich Samuel 61, 153
Hals-Chakra 190f.
Hansaplast ABC Wärmepflaster 141
Harnsäure 208
Heilmagnetismus 192ff.
Heilöl 132
Heilwärmer 189, 198
Herz-Chakra 187
Hexenschuss-Tee 131
Hildegard von Bingen 34, 128ff., 142
Hippokrates 33, 42, 214
Hohlkreuz-Problem 185f.
Homöopathie 61, 154f., 164f.
Hox alpha 136
Humira 29
Huneke 50ff.
Hungern 203ff.

Indien 143
Ingwer 236

Interferenzstrom 196
Interleukin-1 136
Iontophorese 196
Iris 235

Jesus 193
Joggen 203ff., 216
Johannis-Mischtee 130
Johannisöl 130
Jünger, Ernst 101

Kalium phosphoricum 160
Kalium sulfuricum 163
Kalium-Typ 114, 162
Kampferpastillen 137
Kapha 143ff.
Kästner, Erich 220
Kineret 29
Kneipp, Sebastian 32, 228
Knochenbrecher 45, 90
Knocheneinrichter 45, 90
Kombinationspräparat 26f.
Konstitution 75
Konstitutionstypen 75ff.
Kopfschmerzen 86f., 132, 139, 153, 163f., 185, 229ff., 245f.
Kopfschmerz-Tees 132
Kretschmer 75